Nordino Ibraimo Sulemane

Atrasos na utilização dos serviços e no tratamento dos doentes de TB em Maputo

Nordino Ibraimo Sulemane

Atrasos na utilização dos serviços e no tratamento dos doentes de TB em Maputo

Imprint

Any brand names and product names mentioned in this book are subject to trademark, brand or patent protection and are trademarks or registered trademarks of their respective holders. The use of brand names, product names, common names, trade names, product descriptions etc. even without a particular marking in this work is in no way to be construed to mean that such names may be regarded as unrestricted in respect of trademark and brand protection legislation and could thus be used by anyone.

Cover image: www.ingimage.com

This book is a translation from the original published under ISBN 978-620-2-02515-7.

Publisher:
Sciencia Scripts
is a trademark of
Dodo Books Indian Ocean Ltd. and OmniScriptum S.R.L publishing group

120 High Road, East Finchley, London, N2 9ED, United Kingdom
Str. Armeneasca 28/1, office 1, Chisinau MD-2012, Republic of Moldova, Europe
Printed at: see last page
ISBN: 978-620-7-76437-2

Factores que influenciam a utilização dos serviços, a deteção de casos e os atrasos no tratamento entre os doentes com tuberculose em Maputo - Moçambique

Nordino Ibraimo Sulemane

Moçambique

Saúde e educação
KIT (Instituto Real Tropical)
VU-Vrije Universiteit Amsterdam
Amesterdão, Países Baixos

Conteúdo

Agradecimentos

Os meus agradecimentos vão para a minha família por todo o apoio que me deram. Em especial a Fabrizio Panunzi, Paola Muzi Chiara Panunzi, pelo apoio moral e financeiro que tornaram o sonho realidade. Ao meu orientador e coadjuvante pela dedicação e paciência, que determinaram o sucesso deste trabalho. A todos os professores do KIT que dedicaram o seu tempo e esforço, partilhando os seus conhecimentos, experiências do terreno. A eles, vai um agradecimento especial, pois sem eles eu não teria escrito este livro.

Agradeço também à minha mulher Francesca Panunzi pela sua dedicação e apoio incondicionais. Obrigado a todos os colegas do curso MPH/ ICHD que direta ou indiretamente contribuíram para este livro.

Agradeço especialmente a João Cumbe, responsável pelo programa de controlo da TB na Direção de Saúde da Cidade de Maputo, por ter disponibilizado importantes relatórios não publicados e discussões informais através das redes sociais, e à Dra. Saida Khan por ter apoiado a minha ideia de me concentrar neste tópico.

Agradecimentos à Dra. Marcela Tommasi pela partilha de fontes e discussões muito interessantes sobre a sua própria experiência na prevenção e tratamento da TB em Maputo.

Finalmente, a todos os que não foram aqui mencionados, mas que direta ou indiretamente contribuíram para a minha carreira e para este trabalho.

DST Tuberculose sensível aos medicamentos
Glossário
Utilização de serviços, refere-se ao resultado da interação entre pacientes e prestadores de serviços de saúde (Donabedian 1973), citado por (Da Silva et al. 2011) Deteção de casos, é quando a TB é diagnosticada num paciente e é notificada dentro do sistema de vigilância nacional, e depois à OMS. A taxa de deteção de casos é calculada como o número de casos notificados, dividido pelo número de casos estimados para esse ano, expresso em percentagem (OMS 2006).

Definição de caso, um paciente com tuberculose foi confirmado bacteriologicamente ou diagnosticado por um enfermeiro ou clínico com base em sintomas clínicos (OMS 2013). Os casos são classificados em tuberculose pulmonar, em que a lesão está localizada no parênquima pulmonar, ou extra-pulmonar, se a lesão estiver localizada noutras partes do corpo para além dos pulmões (OMS 2013).

O atraso do doente é definido como o intervalo de tempo entre o início dos sintomas e o primeiro contacto com os serviços públicos de saúde (Basnet et al. 2009).

O atraso do sistema de saúde pode ser definido como o intervalo de tempo entre o primeiro contacto do paciente com o sistema de saúde e o início do tratamento da TB. O atraso é normalmente medido em dias (Saifodine et al. 2013).

Resumo

Antecedentes-A tuberculose é uma doença de importância para a saúde pública em Maputo, e continua a ser uma das principais causas de morbilidade e mortalidade na população em geral, apesar do aumento dos esforços de controlo. Só em 2015, causou 99 mortes e 5575 novos casos, representando a taxa de incidência estimada de 460 por 100.000 habitantes. Entre os grupos mais vulneráveis, destacam-se os jovens e adultos entre os 15 e os 49 anos, as crianças com menos de cinco anos e as pessoas que vivem com VIH e SIDA. Apenas 50% das pessoas acedem às unidades de saúde públicas, com taxas de deteção de 73,3% por ano. A taxa de cura é de cerca de 78%, inferior aos 87% estimados pelo Ministério da Saúde local. A taxa de perda de seguimento é de 11%, superior à média de <4% recomendada pela OMS.

Objetivo- O objetivo deste trabalho foi explorar os factores que influenciam a utilização dos serviços, a deteção e os atrasos no tratamento entre os pacientes com tuberculose em Maputo, do lado dos utentes e dos provedores. Formular recomendações e responder aos constrangimentos e desafios identificados.

Metodologia- Foi utilizada uma revisão sistemática da literatura, com acesso a relatórios publicados e não publicados. Para além disso, foram realizadas discussões com pessoal médico do terreno e com pessoas envolvidas em programas de TB em Maputo. Um quadro concetual relacionado com o comportamento de procura de saúde, adaptado dos modelos de Rundi e Piot.

Resultados - O estudo constatou que, do lado dos prestadores de serviços, há falta de pessoal qualificado e motivado para diagnosticar e tratar a TB. Há uma má distribuição dos profissionais de saúde, com rácios de 51,4/100.000 na zona rural e 168,8/100.000 na zona urbana. Outros factores encontrados são os horários de funcionamento, os serviços não amigáveis, a falta de confidencialidade, a rutura de existências e as lacunas (distância) entre os médicos e os doentes. As barreiras de comunicação entre os profissionais de saúde, os doentes com TB e a comunidade nas unidades de saúde são os factores que influenciam a desconfiança dos doentes em relação aos serviços de saúde pública. O atraso pode demorar mais de 60 dias enquanto o doente está a ser contagioso para outros.

Do lado do utilizador, os doentes têm muitas outras prioridades para além da saúde, devido à pobreza. O principal objetivo é sobreviver todos os dias para ter comida e abrigo para eles e para os filhos. A falta e os custos de transporte, a distância a percorrer a pé, as percepções culturais e a falta de conhecimentos sobre a tuberculose são prejudiciais. A relação de poder para decidir quando e como recorrer aos serviços de saúde é a principal causa para que as mulheres não recorram aos serviços de saúde para serem detectadas e tratadas a tempo. A situação é ainda pior devido à transição epidemiológica da TB, em que as pessoas estão a desenvolver resistência e cada vez mais pessoas são infectadas por novas estirpes, como a MDR/TB e a XDR/TB, com uma coorte de 118 e 15 casos, respetivamente, em 2015.

Conclusão - A combinação de factores é prejudicial para as pessoas quando têm de decidir recorrer aos serviços de saúde pública. Todos os factores fazem com que a situação dos doentes, quando estão doentes ou apresentam sintomas de TB, se agrave. A ineficiência dos sistemas de saúde e da prestação de serviços é o fator mais importante para que as pessoas não utilizem os serviços de saúde pública. Esta situação leva-as a recorrer aos serviços que oferecem melhores condições e são mais acessíveis, como os curandeiros tradicionais, os líderes das igrejas, as clínicas privadas e os vendedores de medicamentos para automedicação. O estudo encontrou algumas limitações devido ao facto de os artigos relacionados com a TB serem mencionados a nível nacional, não se centrando apenas em Maputo. O autor utilizou literatura de outros países para apoiar as conclusões. Isto pode levar a imprecisões nas conclusões finais.

Recomendações - As consultas e as mensagens de saúde devem centrar-se no doente e basear-se nas suas necessidades individuais. A interação entre os profissionais de saúde tem de ser tão horizontal quanto possível. As políticas de saúde locais têm de se centrar nas questões específicas locais, no que respeita à localização geográfica e às crenças. Acima de tudo, o empenhamento político é a chave para tornar todas as intervenções viáveis e práticas, abordando também outros factores determinantes da tuberculose, como a pobreza e as condições de vida.

Palavras-chave-Tuberculose, deteção de casos, utilização de serviços, Maputo- Moçambique, atrasos no tratamento.

Contagem de palavras-12.000

Introdução

A tuberculose (TB) é um importante problema de saúde pública a nível mundial. A TB é uma doença infecciosa transmitida pelo ar, causada por bactérias, que afecta principalmente os pulmões, embora possa afetar outros locais do corpo (TB extra-pulmonar). Cerca de um terço da população mundial é portadora da bactéria Mycobacterium TB (MTB) (Viegas et al. 2015). A Organização Mundial de Saúde (OMS) declarou a TB como uma emergência global e uma preocupação de saúde pública em 1993. Embora a TB seja uma doença tratável e curável, é a segunda principal causa de morte entre as doenças infecciosas. Todos os anos, quase 2 milhões de pessoas morrem em todo o mundo devido à TB e a maioria das mortes ocorre em países de baixo e médio rendimento (Chowdhury 2014).

A tuberculose, aproveita-se de indivíduos com sistemas imunitários baixos, razão pela qual é chamada de doença infecciosa oportunista. Consequentemente, o risco de infeção por TB é maior entre as pessoas que têm VIH, diabetes, cancro, hipertensão e muitas outras patologias que diminuem o estado imunitário (Garcia 2014).

A tuberculose continua a ser um importante problema de saúde pública, especialmente nos países em desenvolvimento. A região africana tem mais de um quarto de todos os casos de TB notificados em todo o mundo, e é o único continente onde a taxa de infeção aumenta, apesar da implementação de estratégias eficazes para a combater (PNCT 2014). Em Moçambique, o fardo da TB continua a ser uma grande preocupação de saúde pública. O relatório da OMS sobre a TB mostra que a taxa de incidência da TB é de 431 por 100.000 habitantes e a taxa de mortalidade da TB é de 129 por 100.000 habitantes por ano (OMS 2015). Maputo é uma das províncias que mais contribui para o fardo da TB no país. Em 2014, Maputo contribuiu com 5575 novos casos por 100.000 habitantes e 99 mortes (TB facts 2015).

Para inverter o cenário, foram accionados vários mecanismos pelo Ministério da Saúde (MS). Entre estas intervenções contam-se as abordagens de base comunitária, o reforço dos recursos humanos qualificados, a aquisição e a implementação de novas tecnologias de diagnóstico (GeneXpert). A disponibilização gratuita de medicamentos de qualidade para melhorar o tratamento dos pacientes que sofrem de tuberculose. Tudo isto com o objetivo de cortar o ciclo de transmissão da doença (Vitoria et al. 2009). Apesar destes esforços acima descritos, a situação tende a agravar-se.

Antes de ingressar no KIT, trabalhei para os Médicos Sem Fronteiras em Maputo-Moçambique, como Gestor de Actividades de Apoio ao Doente no contexto da TB e do VIH. Era responsável por 15 conselheiros, distribuídos por cinco centros de saúde públicos apoiados pela organização. O facto de estar no terreno e de todos os dias me deparar com doentes que chegam em estado avançado de TB levantou uma questão: porque é que as pessoas adiam até a situação piorar? Desde então, quis investigar melhor as principais causas destes atrasos na deteção e no tratamento. Além disso, as doenças infecciosas como a tuberculose são um grande problema de saúde pública em Maputo, mas carecem de atenção em termos de investigação. Finalmente, o controlo de doenças infecciosas é o campo em que me quero especializar mais no futuro, de preferência através de um doutoramento.

O presente estudo visa analisar e explorar os factores que influenciam as pessoas a não serem prontamente detectadas e tratadas, tanto do lado dos utentes como dos prestadores. Para uma melhor construção dos resultados, a análise baseia-se no quadro concetual das crenças de saúde, que é descrito mais adiante na metodologia.

O documento está dividido em 6 capítulos:

Chapter 1: Informação de base sobre a província de Maputo

Chapter 2: Exposição do problema, justificação, objectivos e metodologia

Capítulo 3: Factores que influenciam a utilização dos serviços, a deteção de casos e o tratamento na perspetiva dos utentes e dos prestadores em Maputo;

Chapter 4: Boas práticas de deteção precoce e de tratamento noutros contextos e países;

Chapter 5: Discussão dos resultados relativos aos factores que influenciam os atrasos na deteção e no tratamento;

Chapter 6: Conclusões e recomendações.

CAPÍTULO 1: ANTECEDENTES

1.1. Geografia

Maputo está localizado no lado oeste da Baía de Maputo, na foz do estuário do rio Tembe no Oceano Índico, no sudeste de África, a cerca de 60 km a leste do triângulo fronteiriço da África do Sul, Suazilândia e Moçambique. Ver o mapa abaixo (fig. 1). Maputo é a capital de Moçambique (Maputo 2010)

A província está dividida em sete distritos urbanos: KaMpfumu, KaMavota, Nlhamankulu, KaNyaka, KaMaxakeni e KaMubukwana, que também estão subdivididos em bairros (INE 2007).

Figura 1: Localização geográfica da província de Maputo

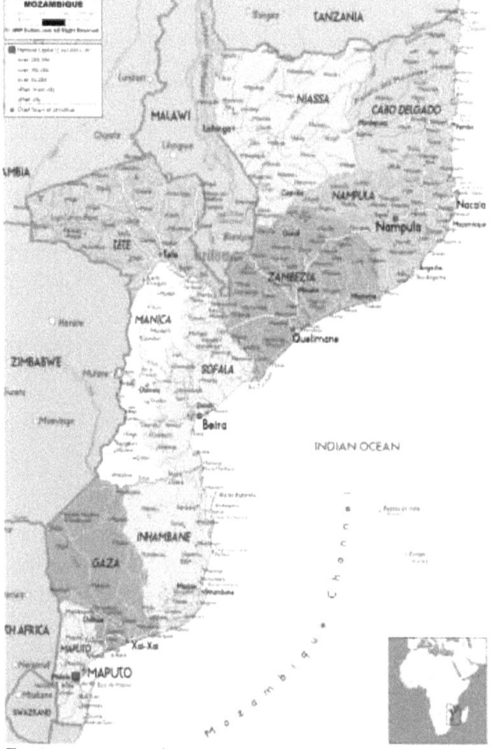

Fonte: www.google.com

1.2. Transportes e Mobilidade

O aumento demográfico em Maputo resultou numa crise de transportes que aumenta dia após dia, com longas filas de trânsito e esperas nas horas de ponta. O sistema de transportes públicos em Maputo é deficiente (Mendonça 2012). A falta de transportes e a degradação das estradas têm influenciado diretamente a vida dos cidadãos. Põe em causa o desenvolvimento local e o acesso aos serviços (Paulo & Tvedten 2007).

1.3. População

Maputo tem uma população estimada em cerca de 1,5 milhões de habitantes (Index Mundus 2015). É uma das 15 maiores áreas urbanas da África subsaariana. A maioria da população vive em assentamentos informais ou não planeados, localizados ao longo de estradas e linhas ferroviárias ou ao lado de indústrias poluentes (Anderson & Jekins 2011).

1.4. Educação

A educação é um instrumento determinante para melhorar a vida das pessoas. A UNESCO argumenta que é "fundamental para a realização dos direitos civis, políticos, económicos e sociais, bem como para reduzir as desigualdades numa população" (Mario & Nianja 2005). De acordo com os dados estatísticos nacionais, 9,8% da população de Maputo é analfabeta e não sabe ler nem escrever. Os Distritos Municipais de Kanyaka (26,1%) e Katembe (19,7%) têm respetivamente taxas de analfabetismo provinciais mais elevadas do que as registadas no distrito municipal de KaMpfumu (2,2%). No geral, as taxas de analfabetismo são mais elevadas entre as mulheres do que entre os homens (INE 2010).

1.5. Economia social

Maputo tem os mesmos desafios que outras cidades moçambicanas: o lixo não é recolhido, as estradas são más e a drenagem é deficiente (INE 2010). Os assentamentos informais que dominam a cidade também se encontram em mau estado, estando muitos deles localizados perto ou em planícies aluviais. A maioria dos habitantes da capital está em risco de perigos naturais como inundações e deslizamentos de terra. A agricultura de subsistência e o comércio informal são mais dominantes nas zonas rurais de Maputo (UN-HABITAT 2010).

1.6. Sistemas de saúde em Maputo

1.6.1. Sistema de saúde

Os serviços de saúde são quase gratuitos e estão disponíveis em toda a rede para toda a população no sistema nacional de saúde. O sistema de saúde, em termos de estrutura, e as unidades sanitárias disponíveis em Maputo (fig.2) seguem a pirâmide da OMS (MISAU 2013).

Figura 2: Estrutura e número de unidades sanitárias disponíveis em Maputo.

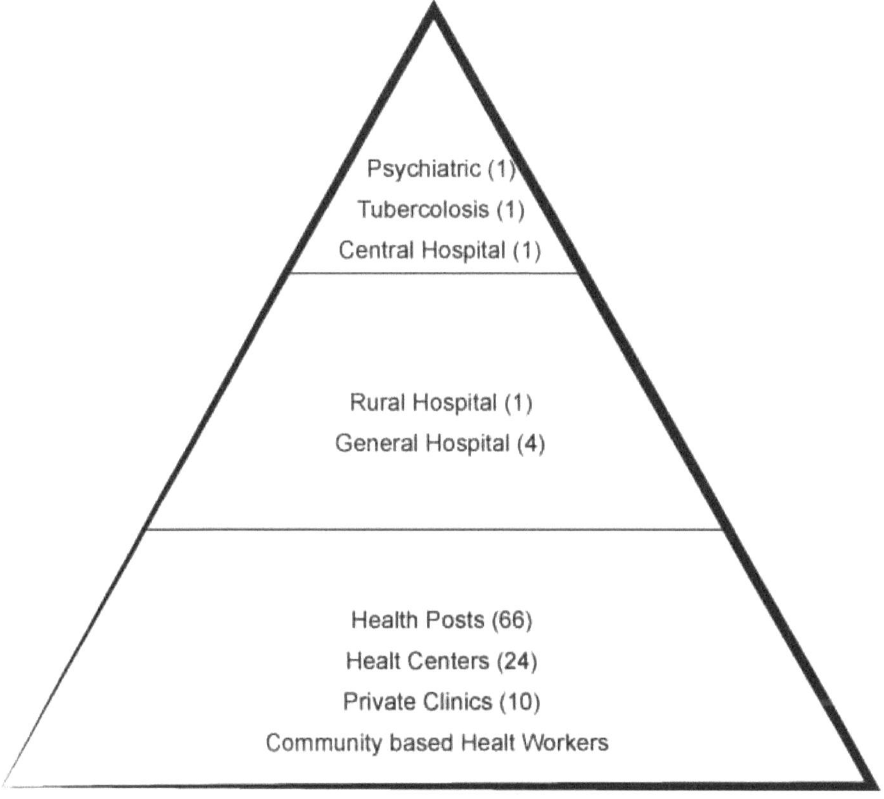

Fonte: Ministério da Saúde de Moçambique 2012

1.6.2. Força de trabalho no sector da saúde e desafios

O Governo está em processo de descentralização no âmbito das reformas do sector público (DSC 2014). A produção de recursos humanos para a saúde, ainda não satisfaz as necessidades da população (Fieno et al. 2016). A par da Tanzânia, Moçambique tem uma das piores carências de mão de obra no sector da saúde nos países da África Austral. Veja a tabela 1 abaixo, que mostra os rácios de médicos por população em alguns países da África Austral, incluindo Moçambique (The CIA 2016).

Para além da escassez de mão de obra no sector da saúde, Maputo ainda enfrenta um fraco desempenho, uma distribuição desigual e uma logística deficiente de medicamentos e outros artigos médicos, o que resulta em frequentes rupturas de stock. Assim, afectando a qualidade dos serviços de saúde, e consequentemente a vida da população, principalmente para os pobres localizados nas zonas rurais (OMS 2016).

Entre estes problemas, os trabalhadores de saúde e gestores destacam as más condições de trabalho, a falta de biossegurança, a não implementação das carreiras, uma política de incentivos inadequada às diferentes realidades da província. Adicionalmente, a não implementação da atual política de incentivos, a falta de acesso à formação, os atrasos no processamento dos documentos do pessoal, a falta de uma liderança forte no sector e as desigualdades entre as zonas urbanas e rurais (PNDRHS 20082015).

Tabela 1: Rácio médico/população em alguns estados da África Austral

	País	Rácio (1 médico/1000)	
1	Zâmbia	0,17	2012
2	Zimbabué	0,08	2011
3	Moçambique	0,04	2012
4	África do Sul	0,78	2013
5	Tanzânia	0,03	2012
6	Suazilândia	0,17	2009

Fonte: www.cia.gov

1.6.3. Mecanismos de financiamento da saúde

A despesa total em saúde em Maputo baseia-se no nível nacional na coleta de fundos e é dividida em províncias de acordo com as necessidades (UNICEF 2015). Caracteriza-se por financiamento interno e externo: Orçamento do Estado (18%), parceiros de desenvolvimento (66%) e pagamento de taxas de utilizadores (16%) (OMS2011). O sector da saúde é sistematicamente subfinanciado e dependente de recursos externos. Nos últimos anos, a situação agravou-se devido à diminuição destes fundos e a ineficiências na afetação e utilização de recursos escassos (MISAU 2013).

De acordo com o relatório orçamental da UNICEF (2015), o país gasta apenas 43 dólares americanos per capita por ano, em comparação com a média de 237 dólares americanos per capita nas regiões da Comunidade de Desenvolvimento da África Austral (SADC).

Moçambique fez progressos significativos no aumento da proporção do produto interno bruto (PIB) afetado à saúde e no aumento da despesa pública para cumprir o compromisso de Abuja. A despesa total com a saúde, em percentagem do PIB, aumentou de 2,3% em 1997 para 5,65% em 2009. No entanto, estes recursos ainda não são suficientes para satisfazer as necessidades do sector da saúde. O governo tem de aumentar os seus mecanismos de cobrança interna e reduzir a ajuda externa no orçamento do Estado, e crescer até 15% para cumprir o compromisso assumido em Abuja (OMS 2011).

Figura 3: Tendências das despesas de saúde per capita e em percentagem do PIB de 1997 a 2009.

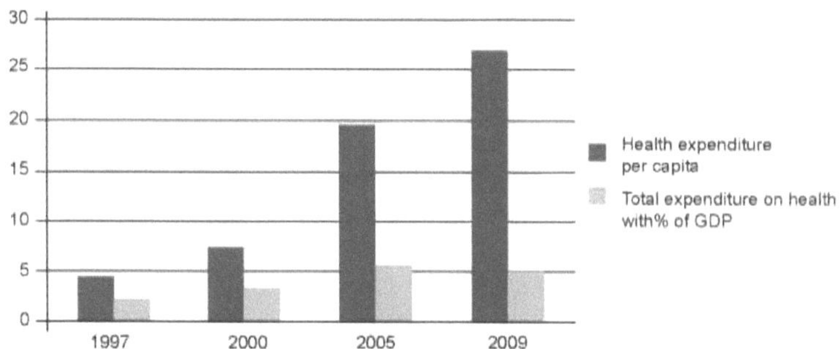

Fonte: Financiamento da Saúde em Moçambique (OMS 2011).

1.6.4. Estado de saúde e tendências

A esperança de vida em Maputo aumentou significativamente, de 42 anos em 1997 para 53,1 em 2011. A província continua a ser afetada por um perfil epidemiológico dominado por doenças transmissíveis como a malária, HIV, tuberculose e doenças não transmissíveis (MISAU 2013).

CAPÍTULO 2: Declaração do problema, justificação, objectivos e metodologia

2.1. Declaração do problema

Maputo é uma das províncias mais afectadas em Moçambique, no que diz respeito à TB principalmente, devido à elevada prevalência do VIH (19,8%) e à elevada mobilidade das pessoas e outros factores como a pobreza (MISAU 2016).

A tuberculose é uma doença de importância para a saúde pública em Maputo, que constitui uma das principais causas de morbilidade e mortalidade da população em geral. Entre os grupos mais vulneráveis, destacam-se os jovens e adultos entre 15 a 49 anos de idade, crianças e pessoas vivendo com HIV e SIDA (MISAU 2012).Em 2015, a notificação geral na Província de Maputo foi de cerca de 6556, com 5575 novos casos e 981 recidivas, menos do que o estimado, 7600 por 100.000 habitantes. A taxa de deteção de casos em crianças foi de 441, inferior à estimativa de 841 crianças. Além disso, a taxa de cura continua a ser baixa 78% em relação ao objetivo estimado de 87%. Só no mesmo ano, Maputo registou 99 mortes devido à TB e 11% de perdas de seguimento (DSC 2015). Estes números mostram as deficiências na deteção de casos, na prestação de tratamento e no acompanhamento dos pacientes.

O controlo da TB baseia-se na rápida identificação dos casos e no seu tratamento eficaz. A rápida identificação dos casos depende, por um lado, do facto de os doentes reconhecerem prontamente os sintomas da TB e procurarem os cuidados de saúde adequados e, por outro, da capacidade do sistema de saúde para diagnosticar e tratar a doença.

Os atrasos no diagnóstico e no tratamento da tuberculose têm implicações importantes a nível individual e da saúde pública. A nível individual, os doentes que sofrem grandes atrasos no início do tratamento podem ter um risco acrescido de desenvolver a doença, complicações e morte. A nível da saúde pública, estes atrasos podem aumentar a incidência da TB ao aumentar a duração da transmissão (Saifodine et al. 2013).

A deteção atempada e o envolvimento nos cuidados de saúde, entre as pessoas com sintomas de tuberculose, e o tratamento adequado para as pessoas diagnosticadas, continua a ser um grande desafio em Maputo (Fonn 2007).

2.2. Justificação

São identificados mais casos devido a melhorias na deteção de casos, mas, apesar disso, ainda existem lacunas na utilização dos serviços, na deteção de casos e nas taxas de cura.

A deteção é essencial para iniciar a cascata médica e as intervenções concebidas para melhorar a saúde do doente e reduzir a sua infecciosidade, resultando em taxas mais baixas de transmissão aos seus familiares e melhorando os resultados dos doentes (Lawn et al. 2012).

Um estudo realizado por Saifodine et al. (2013) na Beira (a segunda maior cidade de Moçambique), mostrou que há atrasos importantes no diagnóstico e tratamento da TB. Esses atrasos são causados tanto pelos doentes como pelo sistema de saúde.

A tuberculose é uma doença que foi declarada como um desafio de saúde pública em Maputo em 1990. Desde então, tem recebido muita atenção em termos de financiamento de intervenções e estratégias de controlo. No entanto, continua a ser uma ameaça para a população em geral.

A situação atual da tuberculose, em que apenas metade da população de Maputo tem acesso a cuidados de saúde, levanta uma série de questões nas quais esta tese se centrará:

*   O que é que os doentes fazem quando estão doentes?
*   Para onde é que eles vão?
*   Porque é que demoram a procurar ajuda?
*   Porque é que não recorrem aos serviços públicos de saúde?

2.3. Objectivos

O objetivo geral desta tese é explorar os factores que influenciam a utilização dos serviços, a deteção e os atrasos no tratamento dos doentes com TB em Maputo.

Objectivos específicos:

*   Descrever e analisar a situação epidemiológica da TB e as suas tendências em Maputo, incluindo as suas interacções com o VIH.
*   Analisar criticamente os factores dos fornecedores e dos utilizadores que influenciam a utilização da deteção de casos e a cura de doentes de TB detectados em Maputo.
*   Analisar as boas práticas para melhorar a utilização, a deteção de casos e a prestação de tratamento noutros contextos e países.
*   Formular recomendações para responder aos constrangimentos e desafios identificados, a fim de abordar a sensibilização e os comportamentos de procura de saúde dos doentes de TB e uma resposta adequada por parte do sistema de saúde local de Maputo.

2.4. Metodologia: Quadro concetual e estratégia de pesquisa

2.4.1. Quadro concetual

Com base no seu trabalho na Malásia Oriental, Christina Rundi realizou um estudo para investigar as percepções e o comportamento de procura de cuidados de saúde dos doentes com TB e da comunidade. O estudo tinha por objetivo examinar as suas experiências nos serviços de saúde em Sabah. Para atingir o objetivo principal, Rundi desenvolveu um quadro concetual próprio.

Para o estudo, Rundi utilizou um quadro concetual que se baseava em aspectos de outros quadros, tais como: modelo de crenças sobre a saúde, cuidados de saúde, modelo de utilização, os quatro As e o modelo de percurso. O objetivo desta combinação era descobrir as percepções das pessoas sobre a gravidade e os benefícios das escolhas médicas. De acordo com Rundi (2010), estas percepções podem ser influenciadas por factores socioeconómicos, de género e psicológicos. Os factores facilitadores podem estar ligados aos quatro As (Acessibilidade, Disponibilidade, Aceitabilidade, Acessibilidade Financeira). No contexto de Maputo, este artigo pretende explorar os factores que influenciam a utilização dos serviços, a deteção e os atrasos no tratamento dos doentes com TB.

Assim, a escolha de usar o modelo de Rundi para orientar a forma como as pessoas percepcionam e reagem sobre a TB em Maputo. O modelo de Rundi não se concentra na deteção e na prestação de tratamento, pelo que é melhor combiná-lo com o modelo de Piot. Para além da perspetiva da comunidade, Piot foca também o lado dos provedores de saúde.

O modelo de Piot centra-se no percurso do doente quando os sintomas são identificados e o doente decide procurar ajuda nas unidades de saúde pública. Piot propõe seis etapas para a gestão dos casos de TB: Sensibilização do doente, motivação, processo de diagnóstico, prestação de tratamento, adesão, eficácia dos medicamentos e cura. Ficou provado que o modelo é útil para analisar os programas de prevenção e cuidados da doença (Mumba et al. 2003). Este modelo ajuda a compreender onde é que as intervenções são problemáticas ou não estão a conseguir que os doentes completem com êxito todas as etapas propostas.

Para construir as conclusões deste artigo, o autor elaborou o seu próprio quadro concetual (fig.4) baseado em aspectos dos modelos de Rundi e Piot. Com base nas questões e objectivos do estudo, o artigo centrar-se-á nos factores predisponentes, sociodemográficos e facilitadores (Disponibilidade, Acessibilidade, Aceitabilidade, Preço acessível). Estes factores são influenciados por aspectos como: estatuto socioeconómico, percepções socioculturais, normas de género e sistemas de saúde.

Fig. 4. Quadro Conceptual do Comportamento

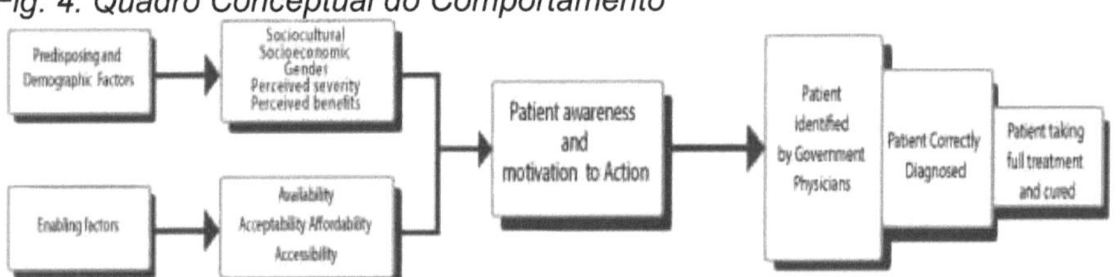

Fonte: Adaptado pelo autor com base nos modelos de Rundi e Piot.

2.4.2. Estratégia de pesquisa e tabela

Para explorar e analisar melhor a utilização dos serviços de saúde e os atrasos na deteção e no tratamento dos doentes com TB, recorreu-se a uma pesquisa sistemática para a revisão da literatura. Foi utilizada a pesquisa na Internet, utilizando diferentes plataformas como o Google Scholar, PubMed, sítios Web do Ministério da Saúde, relatórios não publicados, literatura cinzenta, biblioteca e bases de dados do Vrije e do KIT. Para uma melhor compreensão dos factos reais no terreno, o autor discutiu com o pessoal médico envolvido nos programas de TB em Maputo. Também foi utilizado o Google Scholar com os operadores booleanos "AND" e "OR".

Mundos chave para a pesquisa: Tuberculose, Moçambique, Maputo, género, crenças e práticas culturais, antropologia e sociologia, serviços de saúde, sócio-demográficos, estatuto sócio-económico, factores predisponentes, auto-medicação, factores demográficos, disponibilidade, acessibilidade, acessibilidade económica, aceitabilidade, epidemiologia, atrasos no tratamento, deteção, insegurança alimentar, TB no Afeganistão, educadores de pares, TB na Índia, TB em Portugal, rastreio, estirpes de TB, fardo da TB, diagnóstico da TB. Para além do inglês, a pesquisa foi alargada à revisão da literatura portuguesa.

Tabela 2: estratégia de como as palavras foram utilizadas para pesquisar utilizando diferentes plataformas e sítios Web para cada objetivo.

Pesquisar Fontes	Objetivo 1	Objetivo 2	Objetivo 3	Objetivo 4
	Descrever e analisar a situação epidemiológica da TB e as suas tendências em Maputo, incluindo a sua interação com o VIH.	Analisar criticamente, a partir dos utentes, os factores que influenciam a utilização dos serviços de saúde para serem detectados e tratados.	Analisar criticamente os factores dos fornecedores que influenciam a deteção de casos e os atrasos no tratamento dos doentes com TB.	Analisar as boas práticas de deteção de casos e de prestação de tratamento noutros contextos e países.
Sítios Web locais do MS/MSF e relatórios não publicados	Tuberculose, Transmissão, Sistema imunitário, Estirpes de TB, TB "E" tendências	Sintomas de TB, líderes tradicionais/curandeiros, identificação de sintomas de TB, lacunas rural-urbanas, doentes de TB, transportes em Maputo,	Co-infeção, tratamento E alimentos, sistemas de saúde, saúde pública, privado com fins lucrativos, privado sem fins lucrativos, rastreio da tuberculose, sintomas da tuberculose, doentes e clínicos, atrasos, casos suspeitos, diagnósticos, início do tratamento, estratégia DOT, rupturas de stock, abordagens comunitárias.	
PLOS, Pubmed, KITdatabase Google Scholers Biblioteca Vu	Pulmonar Tuberculose, factores de risco da tuberculose,	Factores predisponentes, factores sócio-demográficos, factores facilitadores, crenças culturais sobre a TB, condições de saúde, impacto da TB, associação entre TB e VIH, minas, comunidade	Deteção de casos, rural urbano, M. tuberculosis, ONG e TB, tratamento da TB, procura de saúde, cuidados de saúde, disponibilidade, acessibilidade, aceitabilidade, disponibilidade.	Casos de TB na Índia, educadores de pares na Índia, diagnóstico de TB, DOTS, taxas de deteção e cura, TB em Portugal, casos de TB em Portugal,
Sítios Web da OMS, ONU, Mundo Banco	Tuberculose "E VIH, peso da tuberculose, casos de tuberculose, VIH	Relações de poder, género e TB em Maputo, progressão da TB entre homens e mulheres, diferenças nos sintomas da TB.	One stop TB, Serviços para a TB, TB pulmonar, definição de casos, estratégia DOT, promoção da saúde, unidades de saúde em Moçambique, medicamentos para a TB, Agentes Comunitários de Saúde.	Deteção precoce, deteção de casos, rastreio comunitário, fardo da TB no Afeganistão, insegurança alimentar, apoio alimentar, nutrição, desafios da TB em Portugal, rastreio "E" rastreio.

2.4.3. *Critérios de seleção de artigos e estudos*

Foram seleccionados e utilizados neste trabalho estudos realizados nos países e províncias com semelhanças a Maputo, Moçambique, com tamanho de amostra de estudo suficiente e revisão de literatura considerável. Período de tempo de 2000 a 2016, e apenas artigos escritos em inglês e português. Foram também utilizados artigos não publicados baseados na recolha de dados locais do Ministério da Saúde local (MISAU) e de ONGs nacionais e internacionais fiáveis.

2.4.4. *Limitações da análise da literatura*

Muitos dos artigos relacionados com a TB são mencionados ao nível de todo o país, não se centrando apenas em Maputo. O autor utilizou literatura de outros países para apoiar as conclusões locais. Isto pode levar a imprecisões nas conclusões e recomendações finais.

Capítulo 3: Conclusões

As conclusões foram construídas com base nos objectivos específicos, questões de estudo e quadro concetual. Cada fator é analisado separadamente nas secções seguintes e posteriormente discutido no cenário de Maputo.

3.1. Epidemiologia da tuberculose em Maputo.

Apesar do declínio da mortalidade nos últimos 20 anos, a tuberculose continua a ser a segunda principal causa de morte a nível mundial. Provoca a doença de milhões de pessoas todos os anos e é, a par do vírus da imunodeficiência humana (VIH), a principal causa de morte a nível mundial (OMS 2016).

Em 2014, estima-se que tenham ocorrido 9,6 milhões de novos casos de TB, 5,4 milhões de homens, 3,2 milhões de mulheres e 1,0 milhão de crianças. Registaram-se também 1,5 milhões de mortes por TB (1,1 milhões entre pessoas seronegativas e 0,4 milhões entre pessoas seropositivas), das quais cerca de 890 000 eram homens, 480 000 eram mulheres e 140 000 eram crianças (OMS 2015).

Maputo não foge à regra. A par do VIH, a TB é a principal causa de morte e incapacidade. Só em 2015, causou 99 mortes e 5575 novas infecções (DSC 2015). A tuberculose é uma doença que se transmite de pessoa para pessoa através de gotículas no ar quando uma pessoa com TB, tosse, suspira, fala ou cospe, principalmente em ambientes fechados e superlotados, como salas de espera e transportes públicos (Misau 2012). Anteriormente, atribuía-se a factores como a habitação, o trabalho, a má nutrição, a infeção e o desenvolvimento da tuberculose ativa. Com o aparecimento do VIH nos anos 90, a situação mudou completamente, com muitas pessoas com VIH a desenvolverem TB, devido ao enfraquecimento do sistema imunitário.

Dados da OMS mostram que as pessoas que vivem com VIH/SIDA têm uma probabilidade muito maior (10% por ano) de desenvolver tuberculose ativa, em comparação com as pessoas seronegativas (10% ao longo da vida). Em Maputo, quase não existem estudos que examinem outros factores de enfraquecimento do sistema, tais como diabetes, cancro, má nutrição, bem como várias outras doenças que podem influenciar o desenvolvimento da tuberculose ativa. Na transmissão da TB, vários agentes são responsabilizados. Para o controlo e conceção de intervenções da doença é importante que se compreenda a sua génese. Um estudo realizado por Viegas et al. (2015), no hospital central de Maputo, mostra que o M. tuberculosis é o agente causador mais comum da tuberculose, neste caso, a tuberculose pulmonar. O estudo recomenda que mais pesquisas são necessárias para identificar outros tipos de TB, bem como a extra pulmonar. Com particular atenção nas zonas rurais, onde as pessoas estão em maior contacto com o gado, pode provavelmente ser um fator de risco de transmissão devido ao consumo direto de carne contaminada, leite não pasteurizado e outros derivados de vaca (Viegas et al. 2015).

3.2. Tendências

Até 2003, Maputo enfrentou apenas TB sensível a medicamentos (OMS 2011). Nos últimos 10 anos, no entanto, a resistente aos medicamentos está a aumentar, devido à fraca adesão causada por factores relacionados com o sistema de saúde. A fraca disponibilidade e qualidade dos medicamentos, a fraca qualidade dos serviços, bem como os próprios pacientes, tais como distâncias, efeitos secundários dos medicamentos, problemas financeiros e muitos outros, podem estar por detrás da resistência aos medicamentos de primeira linha para a TB. No final de dezembro de 2015, Maputo tinha a coorte de 118 MDR. Uma vez que o período de tratamento é ainda mais longo e complicado, isso levará a mais abandonos do tratamento e, portanto, ao desenvolvimento de novas estirpes de XDR (Tommasi 2016).

O aparecimento de novas estirpes de tuberculose impõe um risco maior para as comunidades locais e para as autoridades sanitárias, uma vez que as pessoas correm o risco de serem infectadas com mais bacilos resistentes aos medicamentos.

Só em 2013, foram identificados 23 casos de XDR. Dos quais, 8 foram a óbito; 15 estão atualmente em acompanhamento, uma vez que ainda não há cura disponível em Moçambique (MSF 2016). É de realçar que, uma das 15 pessoas infectadas por XDR, é um profissional de saúde, o que mostra maior importância da melhoria das medidas preventivas para os profissionais de saúde, não só os que lidam diretamente com a tuberculose, mas em geral.

3.3. Factores predisponentes e demográficos

Os factores predisponentes e demográficos são influenciados por características como a idade, o género, a genética, a atitude, o ambiente, o estatuto social, o analfabetismo, a família e a etnia (Rundi 2010). No cenário de Maputo, as crenças culturais, o género e o estatuto socioeconómico são os principais factores que influenciam as percepções e decisões em relação à tuberculose.

3.3.1. Factores socioculturais

A dinâmica social e as crenças culturais são um dos factores mais importantes na forma como as pessoas procuram ajuda quando estão a enfrentar qualquer tipo de doença (Passador & Omar 2006). Relativamente à TB em Maputo, existem crenças e percepções sobre como pode ser adquirida. Uma das crenças é que só o homem pode apanhar TB, ao ter relações sexuais com uma viúva, que não foi tradicionalmente purificada (Langa et al. 2013). Por isso, quando um homem começa a ter sintomas de TB, como tosse durante mais de 2 ou 3 semanas, seguida de perda de peso, suores noturnos (Voskens 2013), a primeira atitude do indivíduo ou dos membros do agregado familiar é procurar ajuda junto dos curandeiros tradicionais locais e dos líderes religiosos.

A segunda crença comum é que um homem que contrai TB teve relações sexuais com mulheres durante o ciclo menstrual sem o uso de preservativo, levando à automedicação com remédios caseiros ou comprando nos vendedores de drogas locais para curar a doença. Estas crenças podem influenciar a consciencialização e o reconhecimento dos sintomas da TB e, consequentemente, a tomada de decisão tardia dos membros da família para procurar ajuda nas unidades de saúde (Shaikh & Hatcher 2004).

Para ultrapassar esta situação, a Direção de Saúde da Cidade de Maputo (DSC) tem trabalhado com os curandeiros tradicionais e líderes comunitários através da educação sanitária para aumentar a consciencialização sobre os sintomas da TB e como intervir, caso sejam identificados casos na comunidade. De 2014 a 2015, o DSC formou 30 curandeiros tradicionais, representando os 7 distritos de Maputo. A formação centrou-se na identificação e reconhecimento dos sintomas de pacientes com possível TB e como encaminhar para a unidade de saúde mais próxima. Após a formação, em 2015, 17 casos suspeitos foram encaminhados por curandeiros tradicionais, dos quais 5 foram diagnosticados com TB e 7 testaram positivo para o VIH (DSCM 2015).

Esta intervenção, no que respeita à participação dos curandeiros tradicionais, revelou-se eficaz para as autoridades sanitárias locais (Banerjee et al.2004). No entanto, não tem sido feita de forma contínua, devido a um sistema de gestão deficiente para uma melhor supervisão e acompanhamento das actividades. É importante notar que, nas últimas décadas, as práticas locais de ter os curandeiros tradicionais como primeiro contacto em caso de doença estavam reservadas apenas a pessoas de zonas rurais, analfabetas e com um estatuto económico mais baixo (Meneses et al. 1991). Hoje em dia, a situação mudou radicalmente, devido ao aparecimento do VIH e à sua associação com a TB. Atualmente, as pessoas com educação superior, membros do governo local, ainda procuram ajuda através dos líderes tradicionais e religiosos em vez de visitarem uma unidade de saúde devido ao estigma (Meneses 2001).

Do passado, na década de 1970, houve sempre uma grande migração da zona sul, especialmente de Maputo e Gaza para as minas de ouro no país vizinho África do Sul (Sousa 2014). Nas últimas décadas, a situação alterou-se. Muitos mineiros regressam a Moçambique infectados com TB/VIH devido à alta prevalência de TB/VIH na África do Sul (TB FACTS 2015). Um estudo realizado pelo Ministério da Saúde de Moçambique em parceria com a Universidade de São Francisco em 2014, mostra que 22,3% dos 30.000 mineiros de Moçambique na África do Sul estão infectados pelo VIH.

Na perceção local de Maputo, quando um membro da família volta com sinais e sintomas de TB, é então associado ao facto de ter trabalhado muito tempo nas minas, inalando poeiras e gases, podendo ter causado a sua doença (Silva 2013). Muitos morrem na comunidade sem aceder aos serviços de saúde com diagnóstico desconhecido. Os que conseguem aceder aos serviços de saúde, acabam por ser diagnosticados com TB, em muitos casos associada ao VIH.

3.3.3. Normas de Género e Tuberculose em Maputo

Moçambique, especialmente Maputo, fez progressos significativos em termos de distribuição do género na esfera local de trabalho. 62 % dos empregados são mulheres (Banco Mundial 2000). Apesar destas melhorias, a desigualdade de género ainda desempenha um papel importante na tomada de decisões na procura de serviços de saúde quando necessário (Guerra 2014).

Relativamente à notificação de casos entre homens e mulheres, existem diferenças. Devido à constituição biológica, desequilíbrios na relação de poder e papéis que influenciam os factores de risco da TB e a decisão final de procurar ajuda na unidade de saúde mais próxima (OMS 2003). A forma como os sintomas são apresentados, em ambos os sexos, masculino e feminino, é bastante diferente. Alguns estudos relatados pela OMS argumentam que as mulheres produzem menos tosse do que os homens ou até testam positivo para a microscopia de expetoração do bacilo da tuberculose (OMS 2003).

O estigma em relação à TB é mais significativo para as mulheres do que para os homens. As mulheres sentem-se mais envergonhadas por terem a doença e, por isso, preferem procurar ajuda junto de curandeiros tradicionais, líderes religiosos, vendedores de medicamentos ou automedicação (Duarte de Sá et al. 2012).

Estudos reportados pela OMS (2003), sugerem que a prevalência geral da TB pulmonar é muito mais baixa nas mulheres, mas a progressão de latente para ativa, bem como as taxas de letalidade, são mais elevadas nas mulheres em idade reprodutiva do que nos homens na mesma faixa etária. Em Maputo, este grupo etário representa 50% da população total, com uma idade média de 16,8 anos.

A tuberculose tem um impacto diferente nas mulheres em comparação com os homens (CDC 2011). Na gravidez, por exemplo, se os sintomas não forem reconhecidos e diagnosticados atempadamente, pode levar a maus resultados na gravidez, como o risco de prematuridade, baixo peso à nascença no recém-nascido e mortes perinatais (Loto & Awowole 2012). No caso de a doença estar localizada a nível extra-pulmonar (por exemplo, nos órgãos genitais), pode levar à infertilidade nas mulheres, resultando em consequências negativas na sociedade, como a vergonha e a perda do casamento.

Os casos detectados de TB apresentam um paradoxo de tratamento entre ambos os sexos. Os homens têm menos probabilidades de concluir o tratamento, mesmo quando são eles que acedem mais às unidades de saúde, enquanto as mulheres que acedem e iniciam o tratamento têm mais probabilidades de o concluir com êxito do que os homens (OMS 2003). Estas diferenças são justificadas pelo facto de os homens não poderem ir às consultas diárias para o TDO devido ao seu trabalho.

A comunidade, a família e a sociedade civil como instituições, sempre minaram o prestígio e o reconhecimento da mulher no cuidado do lar. Só a educação e o empoderamento das mulheres podem mudar o curso da situação atual em Maputo, e podem trazer respeito, liberdade social e uma autoridade de tomada de decisão dentro do contexto doméstico.

3.3.4. Factores socioeconómicos

Um dos factores socioeconómicos mais importantes em Maputo é a pobreza, a insegurança alimentar, as condições de vida, o baixo acesso à água potável, a falta de higiene e saneamento. Níveis mais baixos de educação, principalmente para as mulheres, corrupção e muitos outros (UN-HABITAT 2010). Estes factores têm impacto na vontade e capacidade das pessoas de participarem ativamente na procura de serviços de saúde (Shahid et al. 2016). Em Maputo, 70% da população vive na zona rural e periférica chamada "zona de caniço" devido à sua composição de material precário. Durante a época das chuvas (dezembro a março), as casas enchem-se de água e as estradas ficam inundadas, tornando o trânsito quase impossível. Passam seis meses ou até mais a preocupar-se em como ultrapassar ou sobreviver nesta situação. De alguma forma, põe em risco as suas condições de saúde, sobretudo nos casos de doentes já debilitados ou com necessidades de cuidados de saúde, o risco é ainda maior (Paulo, Rosário, Tvedten 2006-2011).

Existe um grande fosso entre a zona urbana e a zona rural de Maputo, em termos de disponibilidade de recursos. Na área da cidade a situação é melhor, onde o sector público de saúde está mais concentrado e a provisão privada está mais disponível na área urbana (Nhampoca 2013). Nas zonas rurais, a situação é pior, onde, para além da situação acima mencionada, as pessoas enfrentam a falta de transportes públicos e altos níveis de desemprego. Muitos estão no sector informal e os agricultores vivem abaixo do limiar de pobreza de menos de 1 dólar por dia. Muitos deles vivem a mais de uma hora a pé do hospital mais próximo. Existe 1 unidade de saúde por 5000 habitantes e apenas 1 técnico disponível por 1600 residentes e 1 cama por 655 habitantes (MAE 2005).

Todos estes factores contribuem para a forma como as pessoas fazem escolhas e tomam decisões para procurar serviços de saúde quando estão doentes. Isto leva a catástrofes financeiras e, consequentemente, a um maior empobrecimento das famílias e indivíduos locais, porque têm de vender os seus bens para poderem pagar os custos directos e indirectos (transporte e alimentação) (Jacobs et al. 2012).

O estatuto socioeconómico e a pobreza não só excluem as pessoas dos benefícios do sistema de saúde, como também as impedem de participar nas decisões que afectam a sua saúde, o que resulta em maiores desigualdades em matéria de saúde entre as pessoas pobres e as que vivem bem.

Em Maputo, o nível de educação foi visto como um fator importante para a tomada de decisão, para procurar ajuda e escolhas médicas, tais como curandeiros tradicionais e auto-medicação. Um estudo efectuado por ALI et al. (2006) sobre doenças mentais no Paquistão, mostrou que a educação tinha uma associação significativa com o comportamento de utilização dos serviços de saúde.

3.4. Factores de apoio

Os factores que permitem a utilização dos serviços e os atrasos na deteção e no tratamento são influenciados pela acessibilidade geográfica, disponibilidade, acessibilidade financeira, aceitabilidade e acomodação dos serviços de saúde.

3.4.1. Acessibilidade geográfica dos serviços de saúde

As barreiras mais comuns no acesso aos cuidados de saúde em Maputo são os custos/falta de transporte, as longas distâncias a pé e as unidades sanitárias deficientes (Matine 2014). Um exemplo desta situação são as pessoas que vivem nas ilhas Inhaka e Katembe. Para chegar à cidade, têm que depender de ferry boats. De Inhaka para Maputo, o barco faz a travessia apenas uma vez por dia e demora mais de quatro horas (MAE 2005). Uma vez que os serviços estão mais concentrados na capital, para o DOTS, os prováveis efeitos secundários ou se as pessoas estiverem a enfrentar qualquer situação ou emergência têm de lidar com estes desafios.

A falta de acesso aos serviços de saúde tem frequentemente impactos que vão para além da saúde do agregado familiar e dos indivíduos (Goudge et al. 2009). Para chegar à unidade de saúde, em primeiro lugar, é necessário um grande número de oportunidades de custo, como dinheiro que é muito necessário para alimentação, habitação e custos relacionados com a escola. Outros bens e tempo para trabalhar no agricultor ou outros para produzir rendimentos (District Profile 2005). As clínicas de saúde móveis representam uma oportunidade para abordar diretamente estas barreiras, melhorando o acesso a cuidados de saúde de qualidade para a TB, ao mesmo tempo que diminuem o custo e o tempo associados ao acesso aos serviços de saúde (Matsinhe et al. 2006). O projeto Checktb, apoiado pelo Governo neerlandês, prevê a introdução no Malavi de um balcão único para a tuberculose, equipando camiões com pequenos laboratórios alimentados por energia solar, com tecnologias de teste da tuberculose. O objetivo deste projeto é fazer o diagnóstico da TB através da comunidade. Segundo a Checktb, este projeto reduzirá os atrasos no diagnóstico e a resistência aos medicamentos de 50 dias para apenas 2 horas. Para além disso, reduzirá os custos de múltiplas viagens para aceder às unidades sanitárias para rastreio e diagnóstico (Checktb 2011). Em Maputo, onde as pessoas enfrentam dificuldades para chegar às unidades sanitárias devido às distâncias e à falta de transportes, esta intervenção pode ser uma solução rápida para estes problemas.

3.4.2. Disponibilidade de serviços de saúde

A força de trabalho de saúde na prestação de serviços de TB é um dos maiores desafios para as autoridades locais de saúde. Os enfermeiros especializados em TB não estão disponíveis nas zonas rurais e remotas de Maputo. O pessoal disponível tem menos formação e alguns deles não têm motivação para trabalhar com a TB. O principal argumento prende-se com as más condições de trabalho, tais como a falta de ventilação nas salas de consulta (pequenas e sem janelas), a falta de material médico e a ausência de directrizes claras. Assim, põem em risco a sua saúde e a dos membros da família (Brouwer et al. 2014). Para casos complicados, como os efeitos secundários da TB/VIH, MDR, XDR, interpretação dos resultados, é necessário um pessoal qualificado e médicos, que não estão disponíveis, ou não são capazes de se deslocar para uma paragem TB/VIH pelas mesmas razões argumentadas pelos enfermeiros (más condições de trabalho).

Em Maputo, psicólogos e psiquiatras estão disponíveis em quase todas as unidades de saúde, mas não são treinados para lidar com questões de TB. Para as unidades de saúde com presença de MSF, eles têm a oportunidade de serem treinados (relatório do MD Tommazi 2016). O governo costumava fornecer um subsídio de risco para profissionais que lidam com pacientes de alto risco, como a TB, mas isso é feito de forma descontínua devido à falta de financiamento e a um sistema de gestão deficiente.

A qualidade dos serviços num balcão único de TB/VIH para a prestação de DOTS foi descrita como deficiente, levando a diagnósticos deficientes, perda de seguimento e pacientes que não completam o tratamento (DCS 2014). O horário de funcionamento das unidades de saúde pública é das 7h30 às 15h30. De acordo com as autoridades de saúde locais e as recomendações da OMS, os pacientes devem vir para tratamento com o estômago vazio para evitar a interação entre o tratamento e os alimentos, para uma melhor eficácia dos medicamentos. A maioria dos doentes chega à unidade de saúde de manhã cedo (4 ou 5 da manhã), dependendo da flexibilidade do transporte, até para garantir que chegam a horas. Mas os clínicos só chegam numa paragem TB muito tarde, em certos casos começam o DOTS às 11 da manhã. Esta situação piora a vida do paciente e consequentemente ele acaba comendo alguma coisa ou voltando para casa sem receber o tratamento (MSF 2014).

3.4.3. Acessibilidade dos serviços de saúde

O sistema nacional de saúde é, em 90% dos casos, o principal prestador de serviços de saúde. As taxas de utilização são quase gratuitas para a população em geral. Para as crianças com menos de 7 anos de idade, pessoas com mais de 60 anos de idade e pessoas declaradas pobres com um certificado de pobreza, os serviços são completamente gratuitos (protocolo do MISAU). Em Maputo, a TB tem sido vista como um bem público, ao qual qualquer pessoa pode ter acesso sem dificuldades financeiras, mas a questão vem com os custos indirectos e as prescrições médicas que não fazem parte do tratamento padrão da TB (Anselmi et al. 2015). Em geral, é pago um montante mais elevado para um doente que acede ao segundo nível sem passar pelo primeiro. Para além das "baixas taxas de utilização" directas, os custos indirectos impostos pela distância da unidade de saúde, o consumo de tempo devido ao longo tempo de espera, a alimentação e a escola para as crianças são os factores que podem influenciar o não acesso dos doentes aos serviços de saúde e os resultados em termos de saúde (Obrist et al. 2007).

3.4.4. Aceitação e alojamento dos serviços de saúde

Os serviços de saúde, especialmente o balcão único para a tuberculose, foram melhorados graças ao apoio de ONG nacionais e internacionais. Mas a situação ainda está longe de corresponder às necessidades da população local. Nas salas de espera, as crianças, os adolescentes e os adultos estão misturados e são tratados da mesma forma, uma vez que os serviços não são adaptados a cada grupo-alvo. O horário de funcionamento não se baseia nas necessidades, muitos têm de abandonar as escolas e os adultos não podem assegurar o seu sustento para seguir o tratamento.

Devido ao baixo nível de educação na província, os pacientes não são capazes de falar abertamente, nem de compreender claramente a orientação médica. Uma vez que muitos pacientes não falam a língua oficial nacional, o português, e algum pessoal médico vem do norte e centro do país, onde têm os seus próprios dialectos. Assim, não se consegue comunicar nas línguas mais faladas em Maputo, Changana e Ronga (Chaveiro et al. 2009). Em Moçambique, particularmente em Maputo, existe uma cultura de não fazer perguntas ao pessoal médico, uma vez que são eles que detêm o conhecimento. Assume-se que se eles não abordam a questão, significa que está tudo bem, mesmo que as coisas não estejam claras para o cliente (Langa et al. 2013).

Outro aspeto a ter em conta é a idade e o sexo dos doentes e dos prestadores de cuidados de saúde, o que não é culturalmente fácil de aceitar, ou seja, que uma mulher possa examinar um homem idoso. Muitos doentes não se sentem à vontade para lidar com um prestador de cuidados de saúde de sexo e idade diferentes. Para além disso, as crianças e os adolescentes não são incluídos na conversa médica, apenas os pais. Tendo estes, implicações na sua adesão (Oliveira & Gomes 2004).

3.5. Sensibilização e motivação dos doentes

Mesmo que os pacientes estejam conscientes dos sintomas da TB, têm de ser motivados a procurar e utilizar as unidades de saúde pública para serem examinados e diagnosticados pelos médicos do governo (Mumba 2013). O desafio é como ultrapassar as barreiras enfrentadas para chegar à unidade de saúde mais próxima. Uma vez lá, os profissionais de saúde têm de estar cientes dos sintomas apresentados pelo paciente para testar a TB.

3.6. Diagnóstico, capacidades e capacidades dos serviços de saúde

O sistema de saúde em Maputo é composto por serviços públicos, privados com fins lucrativos e privados sem fins lucrativos (ONGs locais e internacionais). O público é o mais dominante na província, embora nas últimas décadas o privado com fins lucrativos tenha crescido significativamente. O privado com fins lucrativos está mais centralizado na zona urbana, enquanto que na zona rural predomina o privado informal, como as farmácias e os curandeiros tradicionais. É importante notar que o privado informal (com fins lucrativos) é o primeiro contacto de 80% da população antes de chegar às unidades formais de saúde pública (OMS 2010-2014).

3.7. Doentes com possível TB identificados por médicos do governo

A identificação e o rastreio da TB são feitos nas salas de consulta para os pacientes que apresentam sintomas sugestivos: tosse que produz expetoração durante mais de 3 semanas com ou sem sangue, expetoração manchada, cansaço, febre baixa persistente, perda de peso corporal, sudação nocturna. Nalguns casos, os pacientes são identificados nas salas de espera pelos agentes da tosse, que fazem a ligação rápida entre o paciente e o médico (MSF 2016).

Os doentes são encaminhados a partir de outros serviços, tais como consultas normais de rastreio, saúde materno-infantil, adolescentes e jovens, consultas infantis e serviços de VIH. Se um doente tiver uma possível tuberculose, os médicos pedem um teste à expetoração e, se este for positivo, o doente é encaminhado para o One Stop TB. Por outro lado, o doente pode ser encaminhado sem ser testado, mas apenas com base nos sintomas clínicos e, mais tarde, o teste pode ser pedido pelo médico do One Stop.

Outro ponto de rastreio é ao nível da comunidade, onde os Agentes Comunitários de Saúde (ACS) fazem o rastreio dos doentes com tosse e encaminham as amostras de expetoração para o laboratório (Langa et al.2013). Esta tarefa não é feita de forma contínua devido à dificuldade de chegar à população dispersa nas zonas rurais, à fraca supervisão e à falta de incentivos. Muitos ACS acabam por não ter um desempenho adequado ou desistem da tarefa (DSC 2014).

3.8. Doente corretamente diagnosticado

A nível mundial, existem várias ferramentas que são geralmente utilizadas para o diagnóstico da TB. Em Maputo as principais são: Microscopia direta, Cultura, Radiologia Raio X de tórax e atualmente o teste rápido Genxpert.

A Microscopia Direta de esfregaços de expetoração (coloração de Ziehl-Neesen para bacilos álcool-ácido rápidos (BAAR)) é a principal técnica utilizada devido à sua simplicidade de manuseamento, resultados rápidos e baixo custo. Esta ferramenta é altamente específica, detectando muito poucos falsos positivos, mas tem uma sensibilidade moderada de aproximadamente 60%. São necessários exames repetidos para aumentar a sensibilidade (Misau 2012).

A cultura de M. Tuberculosis está a ser utilizada no sistema de saúde de Maputo. Uma cultura positiva é considerada um "padrão de ouro para o diagnóstico da Tuberculose Pulmonar (PTB) e outras formas de TB. Este método é altamente específico e tem uma sensibilidade elevada. Em Maputo, é utilizado em casos específicos porque é um método caro e leva 4-6 semanas para obter resultados (Voskens 2013). Não é prático para a rotina no contexto de Maputo, com uma elevada prevalência de TB e muitos factores de risco. Por isso, só está disponível no Laboratório Nacional de Referência (NLR) na capital Maputo.

A radiologia (radiografia do tórax) está a ser utilizada em Maputo, mas apenas em casos específicos, tais como o rastreio dos profissionais de saúde, e poucas unidades sanitárias dispõem desta ferramenta. Este método também pode ser usado para confirmar o diagnóstico suspeito anterior baseado em sintomas clínicos e pelo menos três escarros negativos. Tem uma sensibilidade baixa devido a outras doenças que podem imitar a tuberculose nas radiografias, resultando em falsos negativos (Misau 2007).

Recentemente (2012), as autoridades locais de saúde, em colaboração com ONGs privadas sem fins lucrativos, introduziram o teste rápido Genexpert. O critério para introduzir a ferramenta em Maputo deveu-se à elevada prevalência do VIH (19,8%) e à elevada prevalência da TB. A máquina é utilizada não só para um diagnóstico sensível da TB, mas também da TB resistente à Rinfapicina e à Isoniazida. Estes são dois dos medicamentos mais importantes para o tratamento da TB (Cowan et al. 2015). Também detecta facilmente a TB em pacientes co-infectados, o que antes, apenas com microscopia era difícil, devido à complexidade de detetar a TB em pacientes com VIH1 (MSF 2013).

A introdução do Genexpert representa uma revolução importante na deteção de casos, no diagnóstico correto, no tratamento e na transferência de tarefas dos médicos e clínicos para os enfermeiros. A máquina não requer uma equipa altamente qualificada para funcionar e demora apenas duas horas a obter resultados (MSF 2013).

No contexto de Maputo, quando os pacientes apresentam sintomas e decidem procurar ajuda na unidade sanitária, não são prontamente diagnosticados. Os doentes têm de se deslocar de um centro de saúde para outro para ver o problema resolvido. Muitas razões são apontadas: falta de capacidade técnica do pessoal para identificar o caso suspeito, falta de material médico na unidade sanitária, carga de trabalho dos profissionais de saúde, atrasos na devolução dos resultados do laboratório.

A demora até o doente ser identificado como um caso pode demorar 60 a 62 dias (Saifodine et al. 2013), enquanto o doente continua a ser infecioso para outras pessoas. Mesmo quando identificado como um caso de TB, em muitas situações o diagnóstico não é imediato, o que leva o doente a iniciar o tratamento errado e acaba por morrer ou desenvolver resistência. Ver no anexo 1, alguns testemunhos de pacientes no dia internacional da TB em Maputo, e advocacia da TB conduzida por Carlota Silva dos MSF (24/03/2015).

3.9. Paciente em tratamento completo e curado

O tratamento para a TB suscetível a medicamentos demora 6 meses, divididos em duas fases: intensivo 2 meses e manutenção 4 meses. Para a TB-MDR, são necessários 24 meses, dos quais 8 meses intensivos e 12 meses de manutenção, embora o tempo possa depender do facto de o paciente completar as doses de tratamento e da conversão das culturas em culturas negativas (Misau 2012). A partir de 2014, a autoridade sanitária local, em parceria com os Médicos Sem Fronteiras, introduziu a política de um paciente ser visto pelo conselheiro e encaminhado para o psicólogo ou psiquiatra antes do início do tratamento. O objetivo é o apoio psicossocial e a preparação do doente, para uma melhor adesão ao tratamento. Devido à duração e complexidade do mesmo (MSF/MoH 2014). Ver a figura abaixo, sobre o fluxo do paciente depois de diagnosticado e antes do início do tratamento da TB.

Figura 5: Fluxo de doentes com TB após o diagnóstico e antes do início do

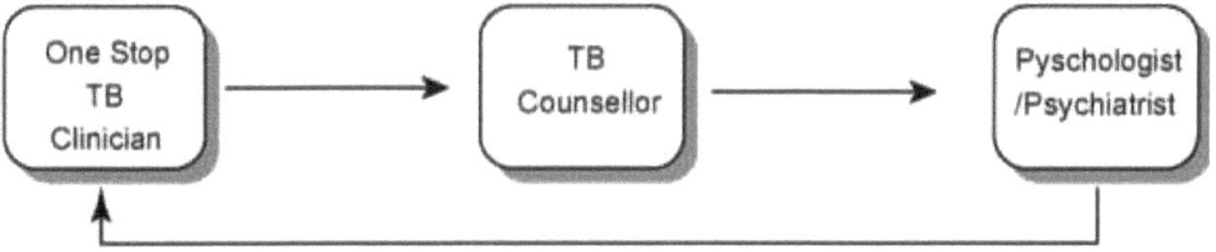

tratamento

Fonte: Adaptado pelo autor com base nas directrizes locais do MOH/MSF sobre o fluxo de doentes com TB.

Na prestação de tratamento, os desafios enfrentados pela saúde pública nacional e pelo balcão único da TB dizem respeito a rupturas de stock e material médico (Matine 2015). O fornecimento de medicamentos não é constante devido a um sistema de informação deficiente, o que leva a uma má aquisição e gestão de stocks de medicamentos (Da Conceiçâo 2011). Nalguns casos, falta de transporte de medicamentos dos armazéns/fornecimento para as unidades de saúde. Esta situação causa constrangimentos e atrasos para os pacientes iniciarem a cascata de tratamento médico. Os pacientes que já estão a ser tratados têm de passar quase toda a manhã a viajar para ter acesso aos medicamentos. Passam todo o dia na unidade sanitária sem comer de acordo com as recomendações e no final sem medicamentos (Tommazi & Diaz 2015). Ver os testemunhos dos pacientes no anexo 2 sobre a defesa das rupturas de stock, por Carlota Silva (MSF 2015).

Quando os doentes são diagnosticados, por vezes não é explicada corretamente a duração do tratamento, os efeitos secundários e a importância de aderir ao tratamento. Isto deve-se à sobrecarga de trabalho dos médicos, que não têm tempo suficiente para falar sobre saúde com os doentes. No caso dos doentes co-infectados com TB/VIH, a situação é ainda pior, porque têm de tomar diariamente muitos medicamentos diferentes, como o co-trimoxazol, os ARV e os medicamentos para a TB, não conseguindo distinguir entre eles o que funciona para quê. Nas instalações de saúde, onde os conselheiros de TB estão disponíveis, a situação é melhor e tem bons resultados em termos de acompanhamento do paciente e sistema de encaminhamento para psicólogo ou psiquiatra para apoio mental adicional (MSF 2014).

Desde 1993, Moçambique adoptou com sucesso a estratégia DOT, pouco depois de a OMS ter declarado a tuberculose como uma preocupação internacional de saúde pública e ter instado os países com elevada incidência de tuberculose a adoptá-la. Desde então, Moçambique tornou-se uma referência a nível regional e internacional. Maputo figurou como a segunda melhor província com 93,8% de cobertura DOTS atrás da província de Inhambane com 100% de cobertura (PNCT 2007).

Com o aparecimento do VIH, os esforços e os ganhos obtidos com a estratégia de controlo da TB foram reduzidos devido à elevada prevalência de co-infecções TB/VIH, uma vez que a TB é a principal infeção oportunista entre os doentes com VIH. Os números a nível nacional mostram que, de 2007 a 2011, a co-infeção aumentou de 47% para 63%, respetivamente (MOH 2013), embora a introdução da TAR precoce e da terapia preventiva com isoniazida em doentes com VIH seja fundamental para a prevenção e os cuidados da TB (Harries et al. 2012).

O governo local introduziu o DOTS com o objetivo de garantir a cobertura universal da saúde e a equidade para toda a população, dando prioridade aos grupos mais vulneráveis, como as crianças, as grávidas, os idosos, os doentes com VIH e os pobres. A situação atual, caracterizada por uma elevada prevalência de co-infecções, sistemas de saúde deficientes, pouca disponibilidade de pessoal de saúde e um aumento dos casos de resistência aos medicamentos, constitui um enorme desafio para as autoridades sanitárias. Para ultrapassar a situação em direção à cobertura universal de saúde e à qualidade dos serviços, apenas 50% da população tem acesso aos serviços de saúde para a tuberculose (PNCT 2007).

Em 2015, os MSF, em colaboração com o MISAU, lançaram na cidade de Maputo, o DOTS domiciliário para pacientes que não podem deslocar-se a pé até uma unidade sanitária, pacientes com problemas de adesão e toxicodependência também estão incluídos nas visitas domiciliárias para DOTs. De acordo com o relatório de MSF de 2016, os resultados desta estratégia são promissores, embora seja necessário um maior envolvimento do MISAU através da disponibilização de mais recursos humanos para aumentar a cobertura a nível provincial.

3.10. Quadro político para a TB/VIH

Para combater a tuberculose no país, o governo criou o plano estratégico nacional 2008-2012, baseado no plano global "Stop TB". O plano centra-se em seis pilares principais:

-       Expansão do DOTS no país
-       Prevenção e cuidados da TB/VIH
-       Envolvimento e participação dos profissionais de saúde
-       Investigação operacional sobre TB/VIH
-       Reforço dos sistemas de saúde
-       Envolvimento dos doentes de TB e da comunidade.

Para tornar o plano exequível e concreto, o governo investiu 49,5 milhões de dólares americanos. As despesas de saúde são divididas em cada estratégia específica com base na sua importância (PNCT 2007).

No contexto em que a co-infeção tem um efeito importante em ambos os programas, TB e VIH, porque aumenta a taxa de mortalidade, os casos de TB com baciloscopia negativa, a TB extra-pulmonar e diminui a eficácia nos doentes com TB, o governo decidiu combinar os dois programas num só (Misau 2013). Esta decisão seguiu as recomendações da política da OMS. Ter os dois programas estruturados em colaboração pode aumentar a eficiência e a eficácia de ambos os programas de controlo. Um estudo realizado por Owiti et al. (2015) nas zonas rurais do Quénia mostrou melhorias promissoras entre os doentes com TB/VIH na aceitação e redução dos atrasos na prestação de tratamento da TB, profilaxia com cotrimoxazol (CPT) e TARV.

Em 2015, o governo de Maputo empenhou-se em seguir a estratégia do plano nacional de saúde (PES), formando e actualizando todo o pessoal de saúde envolvido no programa de controlo da TB/VIH, tais como directores distritais e novos supervisores. Foram formados 6 médicos, 2 técnicos, 3 agentes médicos e 18 enfermeiros. Além disso, curandeiros tradicionais e líderes de igrejas foram treinados e envolvidos na triagem e encaminhamento de pacientes suspeitos para as unidades de saúde mais próximas (DSC 2015). Para além dos desafios já mencionados, a emergência de novas estirpes de TB, como a TB-DR e a TB-XDR, deve ser considerada como uma situação de emergência para o governo local.

O Ministério da Saúde, em colaboração com o Conselho Municipal de Maputo (CMM), começou a implementar uma série de estratégias para aumentar a consciencialização e a utilização dos serviços de saúde na população local, através de abordagens inovadoras baseadas na comunidade. As iniciativas têm lugar a nível comunitário, utilizando Agentes Comunitários de Saúde (ACS), quer com apoio direto do governo, quer através de ONG locais e internacionais (PNCT 2012).

Os CBHW têm a tarefa de prestar grande parte dos cuidados preventivos nas comunidades rurais e remotas: palestras comunitárias sobre doenças-chave como a tuberculose/VIH e a malária, a pneumonia e a diarreia. Aconselhamento sobre métodos de planeamento familiar, promoção de partos nas instalações de saúde, ligação a programas de nutrição e melhoria do comportamento de procura de saúde (Fundo Global 2014).

A intervenção na base da comunidade é crucial para aumentar a consciencialização da população, uma vez que esta tem a capacidade de chegar a áreas remotas onde os serviços de saúde pública não estão disponíveis. Além disso, têm a capacidade de mobilizar as comunidades através de mudanças de comportamento nas normas socioculturais, o que permite que as pessoas recorram às unidades de saúde quando precisam. Os CBHW são atualmente a pedra angular da nova estratégia DOTS comunitária para a TB (MISAU 2012).

A principal desvantagem desta estratégia é a forma como a educação para a saúde e as palestras são conduzidas: Centra-se em numerosos grupos de pessoas e não é uma abordagem centrada no doente (Zachariah et al. 2012), e muitas pessoas têm diferentes capacidades para compreender as mensagens transmitidas. Nalguns casos, as pessoas não se sentem à vontade para falar à frente de outras, sobretudo se o tema for sensível.

A sustentabilidade desta estratégia é prejudicada pelo facto de o governo local depender de organizações privadas para implementar as actividades. Muitos dos ACS não são bem formados, nem actualizados continuamente, o que, muitas vezes, confunde a comunidade com mensagens confusas. A falta de supervisão e de incentivos do Ministério da Saúde local e das autoridades de saúde é outro grande desafio para implementar as actividades comunitárias com a qualidade desejada (DSC 2014).

CAPÍTULO 4: Boas práticas de deteção precoce e de prestação de tratamento noutros países.

Este capítulo centrar-se-á nos países em que se registaram grandes progressos no sentido da eliminação da TB com base na parceria global TB. Índia, Afeganistão e Portugal, com especial incidência na utilização dos serviços de saúde, na deteção precoce e no sucesso do tratamento.

4.1. Estudo de caso da iniciativa indiana Avahan contra a SIDA

No contexto da Índia, a tuberculose continua a ser um enorme problema de saúde pública para as autoridades locais. Anualmente, registam-se 2,3 milhões de novos casos de TB, dos quais 6,4% em pessoas que vivem com VIH e SIDA. A Índia tem o segundo maior número de casos a nível mundial, atrás da África do Sul (Tucker et al. 2012).

Na Índia, a elevada prevalência do VIH concentra-se em grupos específicos, como os homens que praticam sexo com homens (HSH) (7,3%), as trabalhadoras do sexo (4,9%) e os consumidores de drogas injectáveis (7%) (ONUSIDA, 2014). Estes grupos correm um risco elevado de co-infeção. Devido ao estigma, à discriminação e às taxas de utilização dos serviços, isto pode influenciar a forma como procuram ajuda, quando apresentam sintomas, aumentando a sua morbilidade, mortalidade e infecciosidade na comunidade. Com base nos dados da OMS, a deteção precoce e a prestação de tratamento a doentes co-infectados com tuberculose são cruciais para reduzir a taxa de transmissão. Os parceiros de desenvolvimento de capacidades da Avahan e das IST chegaram a acordo com o Programa Nacional Revisto de Controlo da Tuberculose (RNTCP) local para intensificar a deteção de casos através de educadores de pares. Em Andhra Pradesh, com 84 655 533 habitantes (Censo de 2011), é o estado indiano mais afetado pela prevalência do VIH e da co-infeção (21%) (relatório Seth 2011). Os educadores de pares e os prestadores de cuidados de saúde receberam formação em matéria de TB/VIH, com orientações de encaminhamento claras, protocolos e instrumentos de rastreio com perguntas específicas para a população-alvo.

O objetivo do estudo era demonstrar, com base em provas, o rastreio da tuberculose entre a população chave com VIH. Além disso, apresentar as lições aprendidas com a implementação de um programa de rastreio verbal da TB, conduzido por educadores de pares envolvidos na prevenção do VIH e das IST. Além disso, o estudo visava contribuir para a integração dos serviços de TB nos serviços de prevenção do VIH, para a população-alvo com elevado risco de co-infeção (Tucker et al. 2012).

O projeto alcançou resultados muito interessantes, como o aumento da cobertura dos serviços, a capacidade das organizações locais para prestar serviços de TB e o aumento do acesso ao tratamento da TB.

Durante o período de execução, uma média anual da população-alvo de 53.749 pessoas recebeu pelo menos um tipo de serviço (TB, VIH, IST). Em média, 88% dos utilizadores foram rastreados verbalmente para a tuberculose todos os anos. Além disso, os educadores de pares efectuaram um total de

32.086 encaminhamentos para clínicas de IST após o rastreio verbal da TB. Dos casos suspeitos encaminhados, que foram examinados em laboratórios especiais, 7,2% tiveram baciloscopia positiva, o que significa que eram verdadeiros casos de TB. Durante os três anos do projeto, a proporção da população-chave que acedeu ao tratamento da TB após um diagnóstico de TB aumentou de 88% para 93,7% (Tacker et al.2011).

A utilização de educadores de pares para o rastreio verbal é uma das intervenções mais eficazes para melhorar a deteção precoce. Em Moçambique, especialmente em Maputo, os educadores de pares estão agora numa intervenção de aumento de escala para o governo local, mas apenas para conversas sobre saúde ao nível da comunidade e das instalações de saúde. A utilização da experiência da Índia em matéria de rastreio e deteção pode servir de estímulo para aumentar a deteção e melhorar os resultados da TB em Maputo.

4.2. Assistência alimentar aos doentes com tuberculose: Lições aprendidas no Afeganistão

O Afeganistão é um dos países asiáticos mais afectados, com uma elevada prevalência de desnutrição e de deficiências de micronutrientes. Ao mesmo tempo, enfrenta um elevado fardo de TB, que faz parte dos 22 países com elevado fardo de TB, com uma estimativa de 53 000 casos por 100 000 habitantes por ano (OMS 2016).

A insegurança alimentar e a má nutrição da população têm sido descritas como o principal fator de risco para o elevado fardo da TB, contribuindo para a progressão da infeção para a TB ativa, para um IMC mais baixo (<18,5 kg/m2) mesmo com tratamento, contribuindo para a morte de doentes com TB (OMS 2015). As pessoas pobres com insegurança alimentar enfrentam muitos desafios para completar a terapia da TB, uma vez que esta demora 8 meses no Afeganistão.

A segurança alimentar foi introduzida pela primeira vez em 1997. Em 2002, foi reforçada quando a estratégia DOT foi introduzida no país. O governo local, em parceria com ONG, nomeadamente o Programa Alimentar Mundial (PAM) de Itália, forneceu apoio alimentar mensal aos doentes em 1197 unidades de saúde que ofereciam DOTS, distribuídas pelas 34 províncias. O apoio estava disponível para todos os pacientes notificados e inscritos no DOTS, independentemente do seu estado socioeconómico e nutricional. Basicamente, o apoio alimentar cobria uma parcela para um agregado familiar de seis membros (Pedrazzoli et al. 2016).

Com base na declaração da estratégia da OMS para o fim da tuberculose (2015) que estabelece uma ligação entre a pobreza/insegurança alimentar, a incidência da tuberculose e os resultados do tratamento, o governo local e os parceiros decidiram introduzir a assistência alimentar. O principal objetivo consistia em aumentar a adesão dos doentes de TB ao DOT, aumentar as taxas de cura da TB, aumentar a deteção de casos através do apoio às famílias afectadas pela TB. Por último, atenuar a vulnerabilidade acrescida à insegurança alimentar dos doentes de TB e dos agregados familiares (Pedrazzoli et al. 201 6[48]).

De acordo com o estudo, os resultados de 4 discussões de grupo de foco (FGD), descobriram que os pacientes estavam a sofrer custos indirectos de transporte (US$ 2 e US$ 4) por pessoa para chegar às clínicas para tratamento, sem adicionar os custos de alimentação.

Ao calcular as rações alimentares, os custos duplicaram, constituindo um elevado encargo financeiro para os doentes com TB e para as famílias. Dado que os dados sobre o impacto do apoio alimentar em muitos contextos ainda não são claros, no Afeganistão verificou-se que o apoio alimentar a uma população vulnerável contribuiu para o aumento da deteção de casos. Os doentes acedem mais aos serviços de saúde, seguindo com êxito o tratamento, e protegem as pessoas de custos catastróficos relacionados com o tratamento da TB (Pedrazzoli et al. 2016).

Em Maputo, muitos doentes com TB enfrentam insegurança alimentar. Devido a questões socioeconómicas e ambientais, como secas e inundações. Usando a experiência do Afeganistão, pode ser um incentivo para os pacientes e as famílias aderirem aos esquemas de rastreio da TB e ao acompanhamento do tratamento com sucesso.

Em Maputo, já havia apoio alimentar, fornecido pelo INAS (Instituto Nacional de Assistência Social), mas a instituição, desde 2013, já não está a apoiar todos os pacientes, mas apenas alguns casos especiais, devido a cortes do Programa Alimentar Mundial. Os poucos pacientes que atendem, o processo é burocrático e demora muito tempo (Tommasi 2016).

4.3. *Visita a Portugal da OMS/ECDC para avaliação do programa de combate à tuberculose*

Portugal é um dos países da Europa Ocidental que ainda se depara com elevadas incidências de TB. Em 2011, registou 2.388 novos casos e recidivas, sendo 2016 nacionais e 372 estrangeiros, representando 16% dos casos (ONDR 2009). Apesar disso, tem vindo a fazer avanços no controlo da TB, fazendo parte dos sete países da União Europeia que ultrapassaram as taxas: Taxa de deteção 87% e Taxa de cura 87%. Estas conquistas devem-se a estratégias específicas como:

•	Rastreio dos casos de perda de seguimento e de incumprimento, em que os doentes abandonam o tratamento devido a efeitos secundários e outras razões, representando uma ameaça para a comunidade e os membros da família;

•	Localização e rastreio dos familiares e colegas de trabalho que tenham tido contacto. Nesta intervenção, é dada prioridade aos grupos vulneráveis, como as crianças;

•	Isolamento do paciente na fase intensiva do tratamento, quando o paciente ainda é infecioso para outras pessoas. Uma das medidas consiste em não permitir que o doente trabalhe ou desempenhe funções que impliquem o contacto com outras pessoas, principalmente em ambientes sem ventilação adequada;

• Compromisso político e financeiro, em que o governo local se concentrou na proteção financeira das pessoas em tratamento de MDR e XDR, que de outra forma seria difícil, principalmente para os pobres, cobrir os custos, dada a complexidade e os elevados custos do mesmo.

Em 2009, a OMS e o Centro Europeu de Prevenção e Controlo das Doenças (ECDC) visitaram o país para avaliar o programa local de combate à tuberculose. Com base nos resultados descritos acima, o comité da OMS/ECDC considerou os resultados promissores no que diz respeito à eliminação da TB em Portugal.

• Taxa de cura de sucesso alcançada e sustentada - DOT excecional
• Ligações fortes entre o sector civil e o sector prisional
• Forte sistema de aquisição de medicamentos
• Forte sistema de vigilância
• Elevada percentagem de confirmação bacteriológica e DST
• Bom exemplo de abordagem de equipa multidisciplinar na gestão de casos de TB/VIH (OMS/ECDC 2009).

Mesmo com os grandes avanços feitos no controlo da doença, existem ainda muitos desafios para a eliminação total da doença em Portugal. Os desafios são o alinhamento e o melhor seguimento das directrizes de tratamento, que são negligenciadas por alguns profissionais de saúde, e a melhoria da qualidade do sistema de saúde para uma melhor capacidade de resposta. Portugal tem a co-infeção TB/HIV mais elevada da UE, o que constitui um desafio para as autoridades de saúde locais.

A razão para nos concentrarmos em Portugal deve-se ao facto de este país ter as melhores intervenções no domínio da TB e, consequentemente, ter taxas elevadas de deteção e cura, que são os principais desafios em Maputo. Quase todas as estratégias implementadas por Portugal estão em vigor nas políticas de saúde e de TB de Maputo, embora a questão fundamental seja a implementação efectiva destas políticas. Devido às semelhanças linguísticas e às boas relações diplomáticas com Moçambique, seria fácil colaborar e adotar as políticas e práticas locais em matéria de TB.

CAPÍTULO 5: Discussão

No contexto de Maputo, muitos factores podem contribuir para que os doentes não utilizem os serviços de saúde, o que lhes permitiria serem detectados mais cedo e tratados adequadamente. Neste trabalho, os resultados sugerem que os sistemas de saúde e os factores socioeconómicos são os principais factores que influenciam a decisão das pessoas de procurar ajuda quando estão doentes, ou quando apresentam os sintomas iniciais da tuberculose. Os factores socioculturais, particularmente as relações de poder entre homens e mulheres (género), são outros factores importantes que contribuem para a forma como as pessoas procuram os serviços de saúde pública e se sobrepõem em termos de influência na reação à doença.

No que diz respeito à influência socioeconómica, a pobreza, as condições de vida, a falta de recursos como os transportes, incluindo os custos dos mesmos, o analfabetismo, dificultam o acesso das pessoas aos serviços de saúde e reduzem a sua vontade de participar ativamente em hábitos e decisões saudáveis. As diferenças entre pobres e ricos, as desigualdades entre as zonas rurais e urbanas de Maputo são dimensões a ter em conta na forma como as pessoas fazem as suas escolhas. Nesta altura, para as pessoas pobres, as questões de saúde não são a sua prioridade, mas o seu foco está em como sobreviver cada dia, como providenciar comida e escola para os seus filhos. Em caso de inundações, que são comuns na estação das chuvas, a preocupação é saber onde encontrar lugares seguros e como melhorar o seu abrigo. Neste caso, a saúde pode não ser a prioridade imediata.

O fator sociocultural é um fator prejudicial, tal como o socioeconómico. Se as pessoas não conhecem os sintomas da doença, especialmente da TB, ou não compreendem a gravidade da mesma, com base no que percepcionam (crenças culturais locais sobre a aquisição da TB), isso pode influenciar definitivamente as suas acções e escolhas médicas, tentando resolver a situação pelos seus próprios meios. Culturalmente, é mais fácil aceder ao curandeiro tradicional mais próximo, ou a um vendedor de medicamentos que fale a sua língua local, ou a uma clínica privada que normalmente é mais reactiva e tem uma qualidade percebida. Mesmo que isso leve a uma catástrofe financeira para o indivíduo e o agregado familiar. A decisão de procurar estes prestadores de cuidados de saúde, tal como descrito acima, está também relacionada com o facto de serem os recursos mais próximos da população, pelo que não terão de enfrentar outros custos indirectos, como o transporte e o tempo para aceder à unidade de saúde, se disponível nessa área.

Outro fator predisponente importante é o género, a relação de poder entre homem e mulher em Maputo ainda é visível. Quando as mulheres estão doentes, têm de confiar fortemente no marido para saber como, quando e onde procurar ajuda, se necessário, para ela e para os seus filhos. No que diz respeito aos sintomas da TB, o género desempenha um papel fundamental. Uma vez que nas mulheres os sintomas não são claramente visíveis como nos homens, torna-se difícil para as mulheres reconhecê-los mais cedo, o que, em alguns casos, pode ser influenciado pelo nível de educação e de conhecimentos. Muitos estudos têm argumentado que a educação é uma dimensão chave na forma como as pessoas se comportam quando estão doentes. Em Maputo, o analfabetismo das mulheres continua a ser um grande desafio.

Por último, o número de casos de TB entre homens e mulheres é bastante diferente. Nas mulheres, a progressão da tuberculose latente para a tuberculose ativa e as taxas de mortalidade dos casos são mais elevadas, principalmente na faixa etária reprodutiva. Por outro lado, as mulheres sentem-se mais envergonhadas por terem de lidar com a TB do que os homens, o que leva a que prefiram recorrer a curandeiros tradicionais locais e a líderes religiosos para evitar o embaraço e o auto-estigma nas unidades de saúde.

As pessoas que acedem e utilizam os serviços de saúde pública são a chave, embora o desempenho do sistema de saúde, tal como o programa de TB, seja crítico para a deteção precoce e a prestação de tratamento para reduzir o impacto da TB em Maputo. Juntamente com as questões socioeconómicas, socioculturais e de género, o sistema de saúde é o fator mais importante para combater e erradicar a doença em Maputo.

A falta de motivação e de condições de trabalho por parte dos prestadores de serviços, impede-os de realizar todo o processo de deteção e tratamento. Este é um fator importante para que os doentes que sofrem de TB não sejam detectados. A força de trabalho local não está motivada para trabalhar através do One Stop TB devido à falta de recursos, tais como material, medicamentos, directrizes claras, fraca supervisão e apoio dos gestores. Os gabinetes de consulta não oferecem medidas de segurança porque são pequenos e não são ventilados, pondo assim em perigo os profissionais de saúde e os próprios doentes. Como as salas não são ventiladas, os pacientes são atendidos e avaliados com a porta aberta, não havendo confidencialidade.

Para uma deteção correcta e um tratamento adequado, são necessários profissionais de saúde qualificados. Uma vez que a tuberculose está principalmente relacionada com o VIH, o seu diagnóstico é complexo. Outro desafio diz respeito ao diagnóstico das crianças. Em alguns casos, é difícil produzir expetoração e os sintomas também não são claramente visíveis. A escassez de pessoal médico, principalmente nas zonas rurais, é o principal desafio das autoridades de saúde locais na luta contra a tuberculose/VIH, pelo que as pessoas que conseguiram chegar à unidade de saúde mais próxima devem ser seguidas em conformidade

Quando os doentes são diagnosticados, em alguns casos não há medicamentos disponíveis para iniciar a cascata médica e o tratamento de acompanhamento, devido a um sistema de gestão deficiente e a um fornecimento deficiente de medicamentos por parte do sistema de saúde. Neste caso, diminui a possibilidade de reter os pacientes nos cuidados de saúde. Em 2014, Maputo registou 11% de consultas perdidas nos serviços de TB, o que é mais elevado do que o recomendado pela OMS, que deve ser inferior a 4%. Estas consultas perdidas podem estar relacionadas com a falta de stock nas unidades sanitárias.

Para construir os resultados, foi utilizado um quadro concetual adaptado, combinando aspectos de Rundi e Piot. O modelo de Rundi é um modelo de crença na saúde que se centra basicamente na perspetiva do cliente, na forma como as pessoas percepcionam a sua doença e, com base no seu contexto e situação, na forma como esta conduz à ação ou às escolhas. Por outro lado, o modelo Piot centra-se no facto de o doente reconhecer os sintomas da TB e aceder aos serviços. O modelo Piot mostra qual seria a evolução natural do doente com TB em caso de deteção e tratamento eficazes. Ao mesmo tempo, mostra onde estão os GAPS, quando muitos doentes se perdem. Uma vez que o estudo analisa ambos os lados, utilizadores e prestadores, os dois modelos complementam-se e ajudaram a adaptar o modelo utilizado para explorar e compreender os principais desafios enfrentados por ambos os lados. O quadro utilizado tem algumas limitações, em termos de factores políticos, que são prejudiciais para o programa da TB e para os serviços de saúde em geral, para uma melhor resposta nas intervenções. Todos os desafios mencionados neste estudo dependem da medida em que o lado político está envolvido.

CAPÍTULO 6: Conclusões e recomendações
6.1. Conclusões

Os atrasos na utilização dos serviços de saúde, desde que os utentes sejam detectados e tratados, são causados tanto pelos prestadores como pelos utentes.

Os sistemas de saúde são os principais responsáveis pelos atrasos na utilização dos serviços, na deteção e na prestação de tratamento. Os programas de luta contra a tuberculose não são capazes de identificar um caso a tempo, devido a sistemas de saúde deficientes, à falta de motivação e de competências técnicas do pessoal. Mesmo os doentes que conseguem aceder às unidades de saúde pública não são diagnosticados e tratados prontamente. Estes atrasos podem levar mais de 60 dias durante os quais o doente está a ser infetado. A fraca capacidade de reação do sistema de saúde pública faz com que as pessoas desconfiem e não queiram recorrer aos serviços de saúde pública.

O primeiro local para onde os doentes se dirigem quando estão doentes é o privado-informal ou o privado-formal-lucrativo, devido à qualidade percebida e à capacidade de resposta que oferecem aos seus clientes. Os serviços públicos de saúde são a última fase a que o doente pensa aceder, devido a muitas razões já mencionadas acima. Do lado dos utentes, os atrasos são causados por uma combinação de factores como os socioeconómicos, socioculturais e de género. São muitos os aspectos que os doentes têm de enfrentar e ultrapassar para aceder à unidade de saúde quando estão doentes ou quando se deparam com o início dos sintomas da TB. A falta de recursos, como a pobreza, a falta de transporte e a educação, são os principais factores determinantes para um doente decidir quando e como procurar ajuda. Desde o desenvolvimento da doença até chegar à unidade de saúde para ser diagnosticado leva muito tempo. A situação é ainda pior nas zonas rurais, onde são evidentes os desequilíbrios e a distribuição desigual da mão de obra e dos recursos no sector da saúde entre as zonas urbanas e rurais.

Outro aspeto a considerar como causa de atraso do lado do doente são as crenças culturais e a perceção da TB e dos seus sintomas. Para tomar a decisão correcta, é preciso compreender claramente o que se está a passar. Se os sintomas estiverem relacionados com crenças e interpretações locais, tais como homens que têm relações sexuais com uma viúva "não purificada", homens que têm relações sexuais com uma mulher durante o ciclo menstrual e que respiraram poeira das minas, torna-se difícil pensar em como procurar ajuda na unidade de saúde. As escolhas médicas serão influenciadas por estas crenças.

A dimensão do género é um ponto importante a considerar, especialmente para as mulheres, que têm de confiar na decisão do homem. Neste caso, dependerá da forma como o marido/ homem percepciona a gravidade da situação para tomar uma decisão mais cedo. Os sintomas da tuberculose não são muito claros na mulher, pelo que esta pode demorar muito tempo a compreender a situação para tomar a decisão de procurar a unidade de saúde. A tuberculose traz constrangimento e estigma para as mulheres, pelo que se torna problemático procurar e utilizar as unidades de saúde públicas. As mulheres sofrem outras consequências da tuberculose quando a doença extra-pulmonar (genital) pode levar à infertilidade, ou durante a gravidez pode resultar numa gravidez deficiente, levando à vergonha e à perda do casamento.

6.2. Recomendações

As recomendações do presente documento estão organizadas por prioridades, no que respeita à sua exequibilidade, custos e tempo. Não seria prático abordar tudo ao mesmo tempo. Por exemplo, a mudança de comportamento e as crenças culturais levam tempo e são um processo longo, pelo que tem de ser feito passo a passo. As prioridades recomendadas são, em primeiro lugar, a promoção da saúde e o rastreio através de abordagens baseadas na comunidade, a oferta médica (sistemas de saúde e prestação de serviços), os decisores políticos e o apoio social. Por último, o empenhamento político e financeiro, embora seja o último, deve estar presente em todos os processos de prevenção e tratamento da TB.

• As abordagens baseadas na comunidade são comprovadamente eficazes, porque podem chegar a toda a gente e podem resolver problemas em zonas remotas que, de outra forma, seriam quase impossíveis. As actividades que envolvem os agentes comunitários de saúde têm de ser realizadas de forma contínua, centradas no doente, com uma boa colaboração entre todas as partes interessadas, com uma boa supervisão e uma gestão adequada por parte das autoridades de saúde locais.

Para além da falta de incentivos, um dos maiores desafios que os ACS enfrentam para melhorar o seu desempenho é a distância. Nas zonas rurais, por exemplo, as casas estão localizadas muito longe umas das outras, o que dificulta o acesso e o apoio aos doentes em caso de necessidade. A colaboração com as ONG locais e internacionais é fundamental para a obtenção de incentivos e apoio ao transporte, de modo a facilitar a mobilidade dos ACS.

Com base no exemplo da Índia, a utilização de educadores de pares para o rastreio da TB na comunidade é melhor e mais prática no caso de Maputo, porque a comunidade confia em pessoas que já conhece ou que já tiveram a experiência da doença, e a estratégia de educadores de pares está a aumentar na província. Esta seria uma boa oportunidade para formar os educadores de pares para desempenharem tarefas relacionadas com a TB.

• Os decisores políticos têm de se concentrar no agrupamento dos factores determinantes da tuberculose e não apenas na conceção de intervenções para diagnosticar e tratar quem já está doente. É importante que os decisores políticos se certifiquem de que as intervenções visam aspectos relacionados com a pobreza, a nutrição, as condições de trabalho e outros factores que enfraquecem o sistema imunitário, tornando as pessoas vulneráveis. Outro aspeto importante a ter em conta é a etiologia da tuberculose, que é importante para compreender e para efetuar a intervenção adequada. Cabe aos decisores políticos fornecer orientações claras que os profissionais de saúde possam facilmente compreender e interpretar, tornando-as disponíveis e acessíveis a todos os profissionais que lidam com o rastreio, os testes e o tratamento da TB. Esta atividade tem de ser bem acompanhada pelo Ministério da Saúde e pelas autoridades sanitárias locais.

• Sistemas de saúde e prestação de serviços: O sistema de saúde deficiente em Maputo é um dos factores mais importantes que contribuem para que as pessoas não utilizem os serviços públicos de saúde. Devido à falta de confiança no pessoal e na qualidade dos serviços prestados. As unidades sanitárias têm de estar bem equipadas com todo o material e produtos médicos necessários para a despistagem da TB/VIH, fornecimento de medicamentos, pessoal empenhado e recetivo às pessoas que acedem aos serviços. Para o efeito, o Ministério da Saúde local tem de envolver os profissionais de saúde na tomada de decisões e de os capacitar, a fim de criar uma apropriação e uma visão para erradicar a TB na província. Além disso, o Ministério da Saúde tem de se certificar de que existe uma boa interação entre os profissionais de saúde, a comunidade e todas as partes interessadas envolvidas nas unidades de saúde. Uma das barreiras comuns é a comunicação, em termos de língua, que muitas pessoas não falam e não compreendem as mensagens que são transmitidas, e o facto de a comunidade acreditar que são os clínicos e o pessoal médico que decidem, pelo que a comunicação é apenas num sentido. Dado o facto de o sector privado informal ser o primeiro contacto de mais de metade da população, quando esta se depara com uma doença, é fundamental uma maior colaboração com estas instituições. De acordo com a política que o Ministério da Saúde já está a envolver os curandeiros tradicionais e os líderes das igrejas, formando-os para lidar com a TB.

• Compromisso político e financeiro: O plano de saúde de Maputo baseia-se no plano nacional, que se concentra em 5 anos durante o mandato dos novos membros do governo eleitos ou reeleitos. Uma vez que a tuberculose é uma doença complexa e permite que as pessoas ganhem o seu sustento enquanto estão doentes, o compromisso político para a proteção financeira é fundamental para o êxito do programa de luta contra a tuberculose. Portugal, por exemplo, alcançou o objetivo desejado de taxas elevadas de deteção e cura, graças ao empenho político local. O aumento e a melhoria dos mecanismos nacionais de cobrança de receitas para a saúde, especialmente para a TB/VIH, são cruciais para o controlo da TB e para a proteção financeira das pessoas pobres, infectadas e afectadas pela TB e pelo VIH. Compete ao governo assegurar o envolvimento, a educação, a mudança de comportamento e os hábitos culturais das comunidades, a fim de aumentar a sensibilização para a tuberculose e de restabelecer a confiança nos sistemas de saúde locais para que as pessoas tenham acesso e utilizem os serviços de saúde pública. Seguindo o exemplo de Portugal, a abordagem multidisciplinar provou ser crucial para alcançar melhores resultados do programa TB/VIH, uma vez que o VIH é um dos principais factores de risco para a TB em Maputo, vale a pena ter uma boa colaboração entre os dois programas.

• Apoio social/alimentar: O apoio psicossocial e alimentar aos pacientes que enfrentam a TB e aos seus familiares provou ser um fator de motivação para as pessoas serem rastreadas e testadas para a TB, e completarem o tratamento no Afeganistão. Em Maputo, o INAS deve fornecer apoio alimentar aos pacientes notificados e que frequentam as unidades sanitárias para DOTS, sem restrições ou processos burocráticos. Cabe à instituição fazer lobby com organizações locais e internacionais, como o PAM e outras privadas, para garantir a distribuição contínua de apoio a todos os pacientes.

7.Referências

Anselmi, L., Lagarde, M. & Hanson, K., 2015. Disponibilidade de serviços de saúde e comportamento de procura de saúde em contextos de escassez de recursos: evidências de Moçambique. Health Economics Review. Disponível em: http://dx.doi. org/10.1186/s13561-015-0062-6.

Awowole, & Loto, 2011, Tuberculose na Gravidez: A review hindawi publishing corporation, jornal of pregnancy, vol.2012, Osun, Nigéria.

Brouwer M, Coelho,E, Das Dores, Brondi,L, Winteton,L, Van,L,F, 2014, Healthcare workers challenges in the implementation prevention and control measures in Mozambique, PLOS, the George Washington Medical Centre, USA. Disponível em: Journals.plos.org

Baneijee,A,Ray,A,Kanuri,A,Venkateswarlu,T, 2004, Acceptability of traditional healers as directly observed treatment providers in tuberculosis in a tribal area of Andhra Pradesh, India.

Basnet,R,Hinderaker,S,G,Enarson,D,Malla,P and Morkwe,O, 2009, Delay in the diagnosis of tuberculosis in Nepal, BMC Public Health, viewed 11 Julay 2016, avalilable at: bmcpublichealth.biomedcentral.com

Banco Mundial (BM), 2000, sexo, disparidades na África do Mercado de trabalho.

Brenan,J,P, 2004, Tuberculosis, diagnostic and therapeutic considerations, University of Peninsula health system.

Cowan, J. et al., 2015. Lições da implementação de testes rápidos para tuberculose em Moçambique. , (abril de 2014), pp.125-130.

Chaveiro,N, Celno, C,P, Barbosa,A, 2009, A relação entre pacientes surdos e médico, Brasília, Brasil. Disponível em: www.scielo.br

CDC, Centro de Controlo de Doenças, 2011, Eliminação da tuberculose: Tuberculosis in pregnancy Viewed 8 April, disponível em: http://www.cdc.gov/tb

Chowdhury,M,RK, Mondal M N I, Hoque M. Nazrul, J Howard, 2014, Factores sociodemográficos que afectam o nível de conhecimento dos doentes com tuberculose na cidade de Rajshahi, Bangladesh, Departamento de Ciências da População e Desenvolvimento de Recursos Humanos da Universidade de Rajshahi, Bangladesh, Centro Hobby de Políticas Públicas, Universidade de Houston, Houston, Texas 77504, EUA, African Health Sciences Vol 14 Issue 4,pp 855-856

Checktb, 2011, Active Case finding, One Stop TB-Services, consultado a 17 de agosto de 2016, disponível em www.checktb.com

Centers for Disease Control and Prevention (CDC), 2009, case definition Viewd 18 May, disponível em: www.cdc.gov/nndss/conditions/tuberculosis

CensusInfo India, 2011, Final population totals, Andhra Pradesh Profile, India.

CIA, Central Intelligence Agency (US), 2016, Field Listing: Physicians Density, The world fact book. Consultado a 09 de agosto, disponível em: www.cia.gov

Da Conceiçâo,M,C,S, 2011, Hospitais de primeira referência de saúde e estratégias dos cuidados primários em Moçambique, Instituto de Higiene e Medicina Tropical, Universidade Nova de Lisboa, Portugal. http//run.unl.pt

Duarte de Sa,L, 2012, O cuidado á saúde da mulher com Tuberculose na perspetiva do enfoque familiar viewed 2 July, available at:www.scielo.br

DSC, Direção de Saúde da Cidade, Programa Nacional de Combate à Tuberculose, 2014, Relatório Anual, Conselho Municipal da Cidade de Maputo, Moçambique.

DSC, Direção de Saúde da Cidade, Programa Nacional de Combate à Tuberculose, 2015, Relatório Anual, Conselho Municipal da Cidade de Maputo, Moçambique.

Fieno,J,V, Yoswa M. Dambisya2 , George,G, e Benson, K, 2016, A political economy analysis of human resources for health (HRH) in Africa, BioMed Central, Human Resources for Health. Consultado em 8 de agosto de 2016, disponível em: www.ncbi.nlm.nih.gov

Fonn, S., 2007. Comentário: Cuidados de saúde e meios de subsistência. , 35(Suppl 69), pp.186-187.

Goudge, J. et al., 2009. Barreiras à acessibilidade, disponibilidade e aceitabilidade dos cuidados de saúde para os doentes crónicos: estudos de caso longitudinais da África do Sul. BMC health services research, 9(1), p.75.

García,A,L,Basteiro, E,López,V, Durval, R, González,R, Naniche, D, Manhiça, I,Macete, E,Cobelens,F,Alonso,P,L, 2014, High tuberculosis burden among people living with HIV in southern Mozambique,European Jornal Respiratório

Fundo Mundial de Luta contra a SIDA, a Tuberculose e a Malária, 2014, Nota concetual sobre a tuberculose e o VIH, Moçambique, Investigating for impact against TB/ HIV. Maputo, Moçambique.

Goudje,j,Gilson,L, Russel,S, Gumende,J,Mills,A, 2009, Affordability, availability and acceptability barriers to health care for the chronically ill: Longitudinal case studies from South Africa, Biomedical Central, vol.9, no. 1, p. 75 http//www.biomedcentral.com

Gunguwo,H, 2013, abordagem de paragem única nos cuidados pré-natais: Será que isto melhora a aceitação do TARV no Zimbabué? Public Health actions, health solutions for the poor, pp.282-285 disponível em: www.ncbi.nlm.nih.gov

Guerra,B, Helena,L ,2014, Políticas e programas para igualdade de género em Moçambique.

INE, Instituto Nacional de Estatística, Ministério da Saúde, 2013, Moçambique, Inquérito Demográfico e de Saúde 2011, MEASURE DHS/ ICF International, Maputo, Moçambique

INE, Instituto Nacional de Estatistica, 2010, 3° censo geral da populaçâo e habitaçâo 2007, Gabinete Centra do Recenseamento, Maputo, Moçambique.

Jacobs, B. et al., 2012. Abordagem das barreiras de acesso aos serviços de saúde: An analytical framework for selectingappropriate interventions in low-income Asian countries. Política e Planeamento da Saúde, 27, pp.288-300.

Kwesigabo, G,Mwangu,M,A ,Kakoko,D,C,Warriner,I, Charles,Mkony,A, O, Sarah,B, Macfarlane Kaaya,E,E. Freeman,P, 2012, Tanzania's health system and workforce crisis, Journal of Public Health Policy, PubMed.

Loto, O.M. & Awowole, I., 2012. Tuberculose na gravidez: uma revisão. , 2012. Lawn, T, 2012, TB and HIV: science and implementation to turn the tide and reduce deaths

Lawn,T, 2010, Antiretrovirus and isoniazid preventive therapy in the prevention of HIV associated with TB in settings with limited healthcare resources.

Luelmo,F, 2004, Qual é o papel da deteção de casos no controlo da tuberculose? Toman's Tuberculosis, case detection, treatment and monitoring, OMS, Genebra, Suíça. disponível em: bvsms.saude.gov.br

Leonel,M, 2013, Chuvas e Cheias já fizeram mortos em Moçambique, Deutsche welle África, disponível em: www.dw.com/pt/chuvas

Conselho Municipal de Maputo (CMM), 2010. Perfil Estatístico do Município de Maputo.

Meneses, M.P.G., Ivais, E.C.O.R. & Oçambique, E.M.M., 1991. M t , b c r m. , pp.1-40.

Matsinhe, C, Bita,A, Humulane,A, Nhamazi,H, 2006, Brigadas móveis para responder á difícil acesso á rede sainitária: Caso do distrito de Catembe,Fundación Cooperación CEAR, análise situacional do distrito de Matutuine, Maputo, Moçambique.

MISAU, Ministério de Saúde, 2013, República de Moçambique, Actividades Colaborativas TB/HIV experiência de Moçambique, 18ª Reunião do Núcleo do Grupo de Trabalho Global sobre TB/HIV e Seminário para intensificar a implementação das Actividades Colaborativas TB/HIV na África Anglófona , Maputo-Moçambique.

Matine,J, 2015, Falta de medicamentos nos hospitais públicos, associada a falta de responsabilização dos gestores do sistema nacional de saúde, CIP, serviço de partilha de informação,ed.6 disponível em:www.cip.org.mz

Ministério de Saúde de Moçambique (MISAU), 2013, Plano Estratégico para Saúde,2014-2019.Maputo, Moçambique.disponível em www. nationalplanningcycles.org

Ministério de Saúde de Moçambique (MISAU), 2009 ,Manual de diagnóstico e tratamento da tuberculose resistente, programa nacional de combate á tuberculose, Moçamique. Disponível em: www.who.int

Médicos Sem Fronteiras/Ministério de Saúde de Moçambique, 2014, Relatório de avaliação da família Pedro, Bairro Romao, Centro de Saúde de Albazine,Maputo-Moçambique.

MAE, Ministério de Administração Estatal, 2005, perfil distrital da província de Maputo. República de Moçambique

Mário,M, Nandja,D, 2005 alfabetização em Moçambique:desafios da educação para todos,documento de fundo preparado para o Relatório de Monitorização Global da Educação para Todos 2006 Alfabetização para a Vida,UNESCO, Maputo, Moçambique.

MISAU, Ministério de Saúde, 2015, Estudo: 22,3% dos mineiros moçambicanos na, África do Sul infectados pelo VIH/SIDA, Um em cada cinco mineiros está infetado pelo HIV.

Médicos Sem Fronteira/Ministério de Saúde, 2014, Guia Simplificado para Aconselhamento DR-TB, projeto Mavalane, Maputo, Moçambique.

Ministério da Saúde (Misau), 2012, Programa Nacional de Combate à Tuberculose (PNCT), Instituto Nacional de Saúde: Manual de Baciloscopia da Tuberculose, Maputo, Moçambique.

Ministério da Saúde (Misau), 2012, Programa Nacional de Combate à Tuberculose (PNCT), Instituto Nacional de Saúde: Manual de Diagnóstico da Tuberculose Resistente e Multi Droga Resistente, Maputo, Moçambique.

Mendonça,I,N,2012, Mobilidade urbana na área metropolitana de Maputo: análise dos órgaos de gestao do planeamento e mobilidade urbana, arranjos institucionais e insumos para a sua efectiva articulaçao [Urban mobility in Maputo metropolitan area: analysis of the management bodies of urban planning and mobility, institutional arrangements and insumos for a effective articulaçao], Pontifícia Universidade Católica do Paraná - Brasil.

Mumba,M , Visschedijk,J , Cleeff,M,V and Hausman,B, 2003, A Piot model to analyse case management in malaria control programmes, Mufulira Health Board Zambia, Department of Health, Royal Tropical Institute, Amsterdam, The Netherlands, Tropical Medicine and International Health. vol. 8 no 6 pp 544-547

Nhamposse, J,M,D, 2013, O rural no urbano, uma coexistência pacífica e conflituosa mas necessária, Departamento de Sociologia, Universidade Eduardo Mondlane, Maputo, Moçambique. Disponível em: www.open-science-repository.com

Obrist, B. et al., 2007. Access to health care in contexts of livelihood insecurity: a framework for analysis and action (Acesso aos cuidados de saúde em contextos de insegurança dos meios de subsistência: um quadro para análise e ação). PLoS medicine, 4(10), pp.1584-8.

Owiti,P,2015, Integração dos serviços de TB/VIH nas zonas rurais do Quénia: Uptake and outcome, international union against Tuberculosis and lung disease, health solutions for the poor, vol.5, no.1

Oliveira, V,Z, 2004, Comunicaçao Médico-Paciente e adesao ao tratamento em adolescentes portadores de doenças orgânicas crónicas, Estudos de Psicologia, Brasília, Brasil. Disponível em: www.ncbi.nlm.nih.gov

ONDR,2009, Avaliaçâo do programa nacional da luta contra a tuberculose,Portugal. Disponível em: www.portaldasaude.pt

Paulo, M. & Tvedten, I., 2007. Relações Sociais "Xiculungo" da Pobreza Urbana em Maputo, Moçambique,

Passador,L,H, Tomaz,O R, 2006, Universidade Estadual de Campinas / Centro Brasileiro de Análise e Planejamento, Raça, sexualidade e doença em Moçambique.

Pedrazzoli,D, Houben,R,M N. Grede, S,Boccia,D, 2016, Food assistance to tuberculosis patients: lessons from, Afghanistan International Union Against

Tuberculosis and Lung Disease, Health solutions for the poor, Public Health Action, vol 6 no 2, Afghanistan.

PNDRHS, Plano Nacional de Desenvolvimento Nacional dos Recursos Humanos da Saúde, 2008-2015, Direção dos Recursos Humanos, Ministério de Saúde, Maputo-Moçambique.

Saifodine, A. et al., 2013. Atraso do paciente e do sistema de saúde entre os pacientes com tuberculose pulmonar na cidade da Beira, Moçambique.

Shahid, S. et al., 2016. Factores que contribuem para o atraso no diagnóstico do cancro entre os aborígenes na Austrália: um estudo qualitativo. , pp.1-11.

Shaikh, B.T. & Hatcher, J., 2004. Health seeking behaviour and health service utilization in Pakistan : challenging the policy makers. , pp.1-6.

Sandrine Simon, Kathryn Chu, Marthe Frieden, Baltazar Candrinho,Nathan Ford, Helen Schneider,Marc Biot, 2009 An integrated approach of community health worker support for HIV/AIDS and TB care in Angónia district, Mozambique, Médecins Sans Frontières, Angónia, Moçambique, Médecins Sans Frontières, Johannesburg, South Africa, Department of Health,

Seth,P , 2011, The Situation of HIV/M. tuberculosis Co-Infection in India, The Open Infectious Diseases Journal, Seth Research Foundation,Aradhana Colony, Sector 13, R.K. Puram, Ring Road, New Delhi-110066, India, no. 5, PP, 51-59.

Tommasi, M, 2016, relatório do hand hover, Centro Operacional de Genebra da Medicines Sans Frontieres, Maputo, Moçambique

Tommasi, M, Diaz, P,G, 2015, Relatório de rutura de stock de medicamentos para a TB-MDR, Medicamentos Sem Fronteiras OCG, Missão Moçambique

TB Facts, 2015, Tuberculosis Statistics:Global, regional & high burden, informações sobre a tuberculose. Consultado a 10 de julho, disponível em www.tbfacts.org

Tucker, S,Mburu,G, Mallipeddi,R,K ,Prabhakar,P, 2012, Improving early detection of tuberculosis among most-at-risk populations through verbal screening: A case study from the Avahan India AIDS Initiative, supporting community action on AIDS in developing countries, Andhra Pradesh, India.

UNICEF, informe orçamental, 2015, Saúde Moçambique

UN-Habitat, 2010, Perfil urbano das cidades de Moçambique: Maputo, Nacala, Manica, Perfis Urbanos.

ONUSIDA, 2014, O início do fim da epidemia de SIDA: The gap report.

Viegas, S.O. et al., 2015. Mycobacterium tuberculosis causando linfadenite tuberculosa em Maputo , Moçambique. BMC Microbiology, Disponível em: http://dx.doi.org/10.1186/s12866-015-0603-5, pp.1-10

Voskens, J, 2013, Syllabus, Tuberculosis Control, KNCV Tuberculosis Foundation, Haia, Países Baixos.

Vitória, M. et al., 2009. A luta mundial contra o VIH/SIDA, a tuberculose e a malária: situação atual e perspectivas futuras. , pp.844-848.

Organização Mundial de Saúde (OMS), 2013, política de actividades colaborativas TB/HIV, orientações para programas nacionais e partes interessadas, Genebra, Suíça.

OMS, 2010-2014, Structure of national health system, Observatório Africano da Saúde, consultado a 9 de julho de 2016, disponível em: www.aho.who.int

Organização Mundial de Saúde (OMS), 2004, gender-a missing dimension in human resources policy and planning for health reforms standing, Liverpool School of Tropical Medicine, Liverpool, Reino Unido. Disponível em www.who.int

Organização Mundial de Saúde, 2003, gender and Tuberculosis, Genebra, Suíça. Disponível em: www.who.int

Organização Mundial de Saúde (OMS), 2002, Gender and Tuberculosis, Genebra, Suíça. Disponível em: www.who.int

Organização Mundial de Saúde (OMS), 2011, Guidelines for intensified TB case finding and isoniazid preventive therapy for people living with HIV in resources constrained settings, Genebra, Suíça. Disponível em: whotb-tpi.pdf

Williams, 2007, A guide for low-income countries: best practices for the care of patients with Tuberculosis (Guia para países de baixo rendimento: melhores práticas para o tratamento de doentes com tuberculose)

WHO/ECDC,2009, Country visit to Portugal for evaluation of TB programme viewed 15 May, disponível em: www.fundaçâoportuguesadopulmâo.org

OMS, 2006, Tuberculose: Taxa de deteção de casos DOTS, Genebra, Suíça.

OMS, 2016, a estratégia para acabar com a tuberculose, Genebra, Suíça.

Zachariah,R A,Harries,A,D,Srinath, S,Ram,S, Viney,K, Singogo,EP, Lal,A. Mendoza,T, Sreenivas,A,Aung,N,W,Sharath,B,N,Kanyerere,H,van Soelen,N. Kirui,N,Ali,E, Hinderaker,S,G,Bissell,D, Enarson,A,M, Edginton,M,E, 2012, Language in tuberculosis services: can we change to patient-centred terminology and stop the paradigm of blaming the patients? INT J TUBERC LUNG DIS 16(6):714-717 © The Union, Disponível em: http://dx.doi.org/10.5588/ijtld.11.0635

8. apêndices

Annex 1: Testemunhos de doentes com diagnóstico tardio e início do tratamento não relacionado com a TB correcta.

Demorou muito tempo para descobrir que eu tinha tuberculose resistente a medicamentos. Em 2012, estive pouco tempo internado num hospital em Boane, disseram-me que tinha tuberculose (sensível) e fui transferido para Machava. Segui o tratamento de 4 comprimidos por dia durante 6 meses, mas depois tive outra recaída. Em novembro de 2015, diagnosticaram-me tuberculose resistente. A medicação desta doença é muito pesada. É preciso muita coragem. Na minha zona tenho muito apoio dos amigos, por isso continuo o tratamento.

1.   Doente com tuberculose multirresistente (MDR-TB)

O diagnóstico da minha doença (TB-MDR) foi muito difícil, foi preciso mais de um ano para descobrir que se tratava de TB resistente. Apesar de todos os problemas, não posso desistir. Sinto-me muito motivado porque adoro a vida. Penso que, com a experiência que estou a ter, posso fazer a diferença no meu bairro, para que as pessoas compreendam que a tuberculose tem cura. Tudo depende da vontade e com a bênção de Deus.

2.   Doente com tuberculose multirresistente (MDR-TB)

Annex 2: Os doentes e o pessoal sofrem com a falta de medicamentos (rutura de stock) nas unidades de saúde pública.

Sou enfermeira, funcionária pública e contraí a doença no exercício das minhas funções. Iniciei o tratamento a 8 de janeiro de 2013. No 3º trimestre do meu tratamento, a cultura foi negativa e comecei a sentir-me melhor. Mas começou a haver falta de medicamentos e o meu estado clínico foi-se agravando ao ponto de ficar internada no Hospital da Machava durante 8 meses. Mesmo não havendo melhoras devido a falta de medicamentos o esquema montado no meu tratamento. O médico que me atendeu entregou-me aos cuidados de saúde dos Médicos Sem Fronteiras. Reiniciei o tratamento com todos os medicamentos completos mas a doença já tinha criado resistência a todos os medicamentos. Deveriam ser criadas condições para que novos medicamentos aprovados e em uso noutros países fossem utilizados para o tratamento desta doença.

3.   Doente / enfermeiro com tuberculose extremamente resistente (XDR-TB)

Annex 3: Os doentes exprimem as suas emoções através de desenhos para se queixarem e denunciarem a falta de medicamentos para a TB

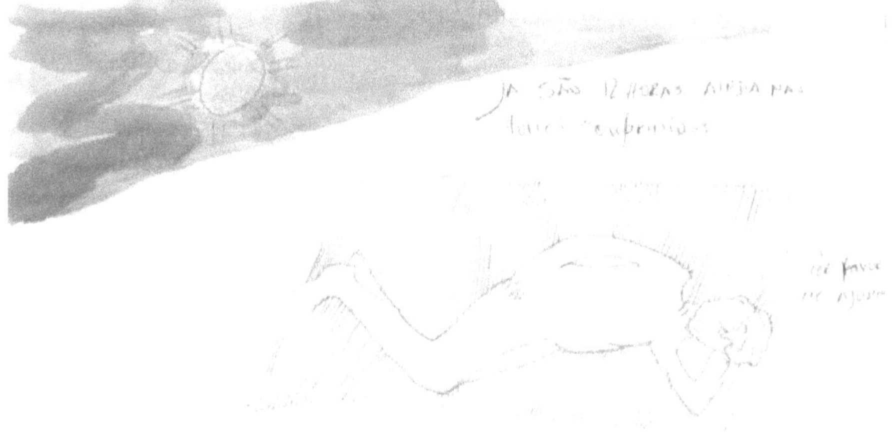

Fonte: *Médicos Sem Fronteiras Defesa da TB em Maputo 2016.*

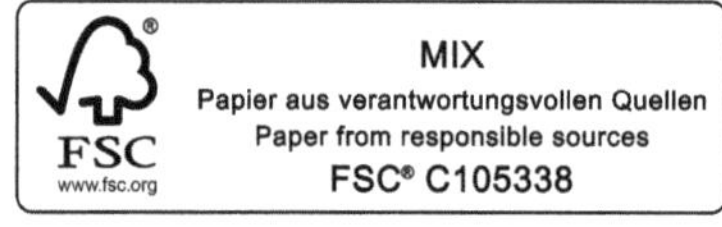

Printed by Books on Demand GmbH, Norderstedt / Germany